Fanny Margaretha Laihad

Mucormicose na cavidade oral com oxigenoterapia hiperbárica

Fanny Margaretha Laihad

Mucormicose na cavidade oral com oxigenoterapia hiperbárica

ScienciaScripts

Imprint
Any brand names and product names mentioned in this book are subject to trademark, brand or patent protection and are trademarks or registered trademarks of their respective holders. The use of brand names, product names, common names, trade names, product descriptions etc. even without a particular marking in this work is in no way to be construed to mean that such names may be regarded as unrestricted in respect of trademark and brand protection legislation and could thus be used by anyone.

Cover image: www.ingimage.com

This book is a translation from the original published under ISBN 978-3-330-33226-3.

Publisher:
Sciencia Scripts
is a trademark of
Dodo Books Indian Ocean Ltd. and OmniScriptum S.R.L publishing group

120 High Road, East Finchley, London, N2 9ED, United Kingdom
Str. Armeneasca 28/1, office 1, Chisinau MD-2012, Republic of Moldova, Europe
Printed at: see last page
ISBN: 978-620-8-30529-1

Capítulo 1

Infeção fúngica, infeção fúngica invasiva, manifestação oral e resposta imunitária a infecções fúngicas

1.1 Infeção fúngica

As infecções fúngicas ou micoses são as principais causas de morbilidade e mortalidade nos seres humanos. Algumas infecções fúngicas são endémicas e estas infecções, geralmente causadas por fungos, estão presentes no ambiente e os esporos destes fungos podem penetrar no corpo humano. Outras infecções fúngicas são designadas oportunistas, porque estes agentes patogénicos não causam qualquer doença ou causam apenas uma doença ligeira em pessoas saudáveis, mas podem causar doenças graves em pessoas imunocomprometidas. O trato respiratório humano está constantemente aberto a um ambiente não esterilizado, no qual os esporos de fungos podem atingir o tecido pulmonar e causar doença.(1) Num hospedeiro imunocomprometido, muitos fungos, mesmo os considerados não patogénicos, podem causar doenças graves e a morte. Os fungos são microrganismos saprófitas que evoluíram para sobreviver em hospedeiros mamíferos. As infecções fúngicas sistémicas são raras, mas têm uma elevada taxa de mortalidade.(2) Nos Estados Unidos, a incidência de septicemia causada por fungos aumentou mais de 200% desde 1991, enquanto os casos de septicemia bacteriana aumentaram apenas moderadamente.(3) Estima-se que existam mais de 1,5 milhões de espécies de fungos no total, mas apenas uma pequena minoria de cerca de 100 espécies de fungos está associada a doenças humanas. (4) No entanto, as infecções causadas por agentes fúngicos resultam numa vasta gama de doenças, incluindo alergias, infecções superficiais e micoses invasivas. O resultado de uma infeção por um fungo patogénico para os seres humanos depende frequentemente do estado imunitário do organismo hospedeiro. Nas últimas décadas, a incidência de infecções fúngicas invasivas tem aumentado de forma constante, conduzindo a uma morbilidade e mortalidade consideráveis.(5) Os fungos estão disseminados no ambiente e uma grande variedade de fungos pode ser encontrada nas membranas mucosas humanas.(6)

1.2 Infecções fúngicas invasivas (IFI's)

As infecções fúngicas invasivas (IFI) são infecções em que o fungo penetra e se instala profundamente nos tecidos, provocando uma doença prolongada. As IFI ocorrem geralmente em indivíduos enfraquecidos e imunocomprometidos. Também foram registados muitos casos de IFI em doentes imunocompetentes, o que a torna uma ameaça potencial neste século.(2) A maioria das pessoas sofre de infecções fúngicas superficiais, que são fáceis de curar, mas milhões de pessoas em todo o mundo sofrem de infecções invasivas, que são mais difíceis de diagnosticar e tratar. A taxa de mortalidade das infecções fúngicas invasivas é elevada. A incidência de infecções fúngicas invasivas é muito menor do que a das infecções superficiais, mas as doenças invasivas são, no entanto, mais importantes, uma vez que estão associadas a uma elevada taxa de mortalidade.(7)

A maioria das infecções fúngicas oportunistas da mucosa oral é causada pelas espécies *Candida* albicans e *Aspergillus* fumigatus. O Mucor e o Cryptococcus também desempenham um papel importante nas infecções orais. De entre as infecções fúngicas oportunistas, a mucormicose é a que mais destrói os tecidos e põe a vida em risco.**(8)** Das seis variantes clínicas da mucormicose, a forma rinocerebral é a mais comum. Geralmente começa na mucosa nasal ou no palato e espalha-se através dos vasos circundantes para os seios nasais, afectando frequentemente os seios maxilares e etmoidais.**(9)** A mucormicose com necrose do seio maxilar num doente imunocompetente é muito rara, mas uma revisão da literatura de 35 países diferentes revelou que um total de 212 doentes imunocompetentes em todo o mundo tinham mucormicose.**(10)** A mucormicose (zigomicose, fitomicose) é uma infeção oportunista aguda causada por fungos saprófitas da classe Phycomycetes, ordem Mucorales e família Mucoraceae, que se encontram no solo, no bolor do pão e em frutas e legumes em decomposição.**(11)** *O Rhizopus* é o agente patogénico predominante, responsável por 90% dos casos de mucormicose rinocerebral. Este micróbio pode ser cultivado na cavidade oral, na passagem nasal, na faringe e nas fezes de doentes saudáveis sem sinais clínicos de infeção.**(12)** A mucormicose é uma infeção oportunista rara, descrita pela primeira vez por Paultauf em 1885. É considerada uma das infecções fúngicas mais rapidamente progressivas e letais nos seres humanos, com uma elevada taxa de mortalidade de 70-100%. A forma mais frequentemente notificada da doença é a mucormicose rinocerebral, que se caracteriza pela invasão fúngica progressiva do palato duro, dos seios nasais, da órbita e do cérebro. Pode ser dividida em duas formas: rinomaxilar e rinoculocerebral, sendo esta última caracterizada por uma elevada taxa de mortalidade.**(13)** As predisposições para a mucormicose incluem a diabetes mellitus, a desnutrição, as neoplasias hematológicas, a neutropenia, as queimaduras, a cirurgia, os pensos oclusivos, os antibióticos, a terapêutica esteroide prolongada e a terapêutica imunossupressora. O tratamento eficaz desta infeção fulminante requer a deteção precoce da doença e uma abordagem médica e cirúrgica agressiva para evitar a elevada morbilidade e mortalidade que acompanham o processo da doença.**(13)** A mucormicose é a terceira micose invasiva mais importante depois da candidíase e da aspergilose e é causada por fungos da classe Zygomycetes. A espécie mais importante, por ordem de frequência, é o *Rhyzopus oryzae.***(13)**

O envolvimento da cavidade oral manifesta-se normalmente por uma úlcera palatina e, mais tarde, por perfuração do palato, resultado da infeção da cavidade nasal ou dos seios nasais pelos vasos palatinos. Existe frequentemente uma história de extração de um dente maxilar com descarga de pus de um alvéolo não cicatrizado e exposição de osso necrótico, ou uma úlcera palatina solitária com osso maxilar exposto como única manifestação oral.[14] Também foram registados casos de mucormicose no maxilar inferior.[15]

Nos seres humanos, a terapia combinada tem sido utilizada como um tratamento antifúngico agressivo após a ressecção cirúrgica do tecido danificado.[16] No caso da mucormicose rinocerebral, a oxigenoterapia hiperbárica (OTH) tem sido utilizada numa tentativa de controlar a infeção. Os especialistas especulam que a OTH pode ter um efeito antifúngico ao reduzir a hipoxia e a acidose dos tecidos. No entanto, não foram efectuados estudos sobre a sua eficácia.[17] O oxigénio hiperbárico é um meio possível de tratar infecções fúngicas invasivas.[18] A utilização de oxigénio hiperbárico como tratamento adjuvante para a zigomicose tem sido relatada desde a década de 1970 e o tratamento com oxigénio hiperbárico é geralmente bem tolerado e associado a um baixo risco de eventos adversos.[19] A oxigenoterapia hiperbárica é teoricamente atraente porque inverte as condições isquémicas e acidóticas que favorecem o crescimento dos fungos. Os tratamentos com oxigénio hiperbárico são geralmente efectuados a duas atmosferas durante uma hora por dia, até um máximo de 30 tratamentos. Isto pode limitar a deformidade ao reduzir a área de superfície necessária para o desbridamento.[20] O aumento da pressão de oxigénio conseguido com o tratamento HBOT parece melhorar a capacidade dos neutrófilos para matar os organismos. Além disso, ao inverter a acidose láctica, o tratamento com HBOT complementa a ação oxidante da anfotericina B. O tratamento com OHB para a mucormicose deve incluir a exposição a 100% de oxigénio durante 90 a 120 minutos a uma pressão de 2,0 a 2,5 atmosferas, com 1 ou 2 exposições por dia para um total de 40 tratamentos. Existe pouca informação sobre o tratamento da mucormicose com HBOT e o seu papel é questionável.[8,21] Em setembro de 2001, registou-se um caso suspeito de infeção por mucormicose após extração dentária no Hospital Naval Dr. Ramelan em Surabaya, que foi tratado com oxigenoterapia hiperbárica sem terapia antifúngica e teve um resultado favorável.[22]

A infeção pode ser transmitida por inalação de esporos, inoculação percutânea no caso de infecções cutâneas e subcutâneas, penetração de organismos comensais nas membranas mucosas e ingestão de uma toxina presente em alimentos ou bebidas contaminados.[23] As infecções superficiais da pele e das unhas são as micoses mais comuns nos seres humanos. Estas infecções são causadas principalmente por dermatófitos, que conduzem a doenças como o pé de atleta e o fungo das unhas. As infecções das membranas mucosas dos sistemas oral e genital são também comuns, particularmente a candidíase vulvovaginal. As infecções orais são também comuns em bebés e em utilizadores de próteses, bem como em pessoas que foram submetidas a radioterapia para o cancro da cabeça e do pescoço. Estas infecções superficiais são mais frequentemente causadas por diferentes *espécies de Candida*, que são os segundos agentes patogénicos mais comuns das infecções fúngicas em todo o mundo.[7] As manifestações clínicas da doença causada por um determinado agente fúngico podem variar consideravelmente e estão relacionadas com a imunidade e o estado fisiológico do hospedeiro. Por exemplo, *as espécies de Candida* podem afetar um local (candidíase mucocutânea ou cutânea) ou causar infecções sistémicas (rins, fígado, etc.).[23]

Nos doentes imunocomprometidos, as infecções fúngicas invasivas constituem um problema de saúde importante e qualquer fungo presente no ambiente pode ser potencialmente patogénico. As espécies de Aspergillus e Candida são os organismos mais importantes e são mais frequentemente isolados de doentes imunocomprometidos.[23] As infecções fúngicas invasivas (IFI) têm uma grande influência na evolução clínica e nos resultados. De 100 doentes com leucemia mieloide aguda (LMA), 7% têm IFIs comprovadas, 7% IFIs prováveis e 43% IFIs possíveis. Metade dos doentes em que foi detectada uma IFI não sobrevive.[24] Muitas espécies de fungos são responsáveis por estas infecções invasivas, que matam cerca de um milhão e meio de pessoas todos os anos. De facto, as dez doenças fúngicas invasivas mais comuns matam mais pessoas do que a tuberculose ou a malária. Mais de 90% das mortes relacionadas com fungos registadas são causadas por espécies pertencentes a um de quatro géneros: *Cryptococcus, Candida, Aspergillus* e *Pneumocystis.* No entanto, os dados epidemiológicos sobre infecções fúngicas são notoriamente pobres, uma vez que as infecções fúngicas são frequentemente mal diagnosticadas. Consequentemente, os cálculos podem subestimar significativamente o verdadeiro peso das micoses invasivas.[7] A candidíase é causada por infecções devidas a espécies do género Candida, principalmente *Candida albicans*. As espécies de Candida são fungos ubíquos e estão entre os agentes patogénicos fúngicos mais comuns nos seres humanos. O problema crescente da candidíase mucosa e sistémica reflecte o enorme aumento do número de doentes em risco. As espécies de Candida, que são verdadeiros agentes patogénicos oportunistas, estão a tirar partido dos recentes avanços tecnológicos para penetrar na corrente sanguínea e nos tecidos profundos.[7]

Os esporos de Aspergillus encontram-se no pó dos colchões e nas condutas de ar, mas também no solo e na matéria orgânica em decomposição. Embora a colonização possa ocorrer em pessoas saudáveis (por exemplo, com sinusite e bronquiectasia), é improvável que tenha importância clínica na propagação da infeção, uma vez que o número de esporos que se propagam é baixo. O fungo desenvolve-se melhor num ambiente anaeróbico.[25] Em hospedeiros normais, o isolamento de Aspergillus reflecte geralmente uma colonização e não uma infeção, e os sintomas clínicos da aspergilose variam de acordo com o tipo de hospedeiro. Nos doentes atópicos com

reacções alérgicas ou de hipersensibilidade, o fungo desencadeia fenómenos imunitários como a rinite alérgica, a asma, a pneumonite de hipersensibilidade e a aspergilose broncopulmonar alérgica (ABPA), e os doentes imunodeprimidos podem desenvolver aspergilose invasiva (AI).[26] As infecções por Aspergillus também levam à destruição progressiva dos pulmões, conhecida como aspergilose pulmonar crónica, que complica muitas doenças pulmonares.
doenças como a tuberculose, a DPOC e a sarcoidose, uma doença inflamatória sistémica. A aspergilose invasiva tem uma taxa de mortalidade de pelo menos 50%, mesmo quando diagnosticada e tratada. Se o diagnóstico for negligenciado ou atrasado, é quase 100% fatal. [7][27]A aspergilose é uma síndrome clínica causada por espécies de Aspergillus, mais frequentemente *A. fumigatus*, *A. flavus* e *A. niger*.[28] A aspergilose invasiva é a principal causa de morte prematura em muitos centros de transplante e tem um grande impacto no tratamento da leucemia. Os fungos Aspergillus estão disseminados na natureza e geralmente não causam doenças em indivíduos saudáveis, mas são responsáveis por infecções oportunistas em doentes imunocomprometidos. As manifestações clínicas mais frequentes são as infecções pulmonares e rinossinusais. A concentração de oxigénio nos tecidos infectados dos doentes com aspergilose é frequentemente reduzida, uma vez que o fungo penetra nos vasos sanguíneos, causando oclusões, tromboses e hipoxia. Este ambiente hipóxico leva à necrose dos tecidos, o que anula o efeito antifúngico oxidativo da anfotericina B (AMB) e afecta a capacidade de morte oxidativa e a fagocitose dos glóbulos brancos.[29] Denning (1996) registou um
um estudo retrospetivo de 90 doentes com rinossinusite invasiva por Aspergillus e neoplasias hematológicas subjacentes revelou uma taxa global de 34% [29]
Taxa de resposta.

A mucormicose invasiva é causada pelo Mucor. Os esporos de Mucor encontram-se no pó, no solo, na matéria orgânica em decomposição e na flora nasal normal. Um ambiente ácido e uma elevada concentração de glucose, como na cetoacidose diabética, são condições favoráveis ao crescimento. Os distúrbios do metabolismo do ferro também podem predispor à mucormicose.[25] A mucormicose (zigomicose) é causada por várias espécies de fungos da ordem Mucorales, que se encontram frequentemente no solo e sob vegetação em decomposição.[30] A mucormicose pode ser dividida em doença rinocerebral, pulmonar e disseminada, doença abdomino-pélvica e gástrica e doença cutânea ou subcutânea crónica.[16]

As infecções por Aspergillus ou Mucor ocorrem geralmente através da inalação dos esporos. Pode ocorrer disseminação do local primário para outros órgãos, como o cérebro, o fígado e os rins. O Aspergillus e o Mucor podem penetrar nas paredes dos vasos, especialmente nas artérias, causando trombose, isquémia e hemorragia.[25] Apesar das semelhanças na sua afinidade pelos vasos sanguíneos e na sua apresentação clínica, as espécies de Aspergillus e

Mucor pertencem a classes diferentes e têm caraterísticas distintas, o que impede qualquer extrapolação precisa dos resultados. A infeção pulmonar é a manifestação clínica mais comum desta doença.[29] Existem também relatos de infeção em doentes imunocompetentes sem sinais ou sintomas de doenças associadas ao estado de imunocomprometimento.[23]

1.3 Apresentação oral das IFI

As infecções fúngicas invasivas (micoses) são raras, mas quando ocorrem, são devastadoras para os doentes. Estas infecções são oportunistas, o que significa que ocorrem quando organismos a que estamos frequentemente expostos entram no corpo devido a um enfraquecimento das defesas do hospedeiro ou através de um portal de entrada invasivo, como uma extração dentária.[31] A infeção oral por Candida afecta geralmente um hospedeiro enfraquecido, e o enfraquecimento pode ser sistémico ou local. A candidíase oral é geralmente uma infeção localizada e só raramente se manifesta como uma micose sistémica, ao passo que as infecções fúngicas orais não causadas por Candida são geralmente sinais de doença disseminada. Para além das espécies de Candida, *Aspergillus fumigatus*, *Cryptococcus neoformans, Histoplasma capsulatum, Blastomyces dermatitis*, a classe dos Zygomycetes e *Coccidioides immitis* também podem causar doença nos seres humanos.[32]

Entre os Zygomyces, duas ordens são de importância clínica, nomeadamente as Mucorales e as Entomophthorales. Os Mucorales incluem os géneros *Rhizopus, Mucor, Absidia* e *Cunninghamella*, que estão mais frequentemente associados a doenças humanas. A zigomicose oral é mais comum em doentes imunocomprometidos que sofrem de discrasias sanguíneas, diabetes, terapia imunossupressora, terapia com corticosteróides, doenças malignas, hepatite e tuberculose. Antes do VIH/SIDA e da acidose diabética, a mucormicose era encontrada em 50-70% dos doentes, e ainda mais frequentemente em casos de infeção por VIH.[32] A zigomicose é a infeção fúngica oportunista mais fatal, e as espécies *Rhizopus,* Mucor e Rhizomucor são responsáveis por até 75% dos casos de mucormicose. A infeção por espécies de Entomopthora também foi registada em doentes imunocompetentes.[23] As manifestações orais mais comuns são as úlceras palatinas, que são frequentemente necróticas, bem demarcadas, com margens bem definidas e podem ter um aspeto preto ou branco. O diagnóstico definitivo da zigomicose é estabelecido pela histologia e pelo isolamento do microrganismo numa cultura. [32][25]A causa mais comum de micoses sistémicas da cabeça e do pescoço é o Aspergillus, enquanto as infecções por Mucor são menos frequentes, mas nos últimos dez anos têm-se registado muitos casos de micose e aspergilose em necroses do maxilar após extracções dentárias.[12,33-37]

1.4 A resposta imunitária às infecções fúngicas

Todos os dias, os seres humanos estão expostos a centenas de esporos de fungos que geralmente não têm efeitos nocivos para a sua saúde. Esta proteção é assegurada por vários mecanismos de defesa pulmonar que eliminam eficazmente os esporos fúngicos.[9] A resposta imunitária varia consoante o tipo de fungo e o morfotipo. O risco de contrair determinadas infecções varia em função do aspeto da imunidade que é afetado. A compreensão da resposta do hospedeiro a estes organismos é importante para a tomada de decisões sobre a utilização dos tratamentos antifúngicos atualmente disponíveis e para o desenvolvimento de novos métodos terapêuticos. Com o aumento do número de doentes imunocomprometidos, os fungos tornaram-se uma das principais causas de doença humana. Estes agentes patogénicos são na sua maioria oportunistas, causando infecções quando as defesas do hospedeiro são violadas. [26] Os principais mediadores da imunidade inata contra os fungos são os neutrófilos e os macrófagos.[1]

A resposta imunitária varia consoante a espécie de fungo encontrada. A importância relativa dos mecanismos de defesa inatos e adaptativos específicos varia de acordo com o organismo e o local anatómico da infeção.[26] Os fagócitos e as células dendríticas reconhecem os organismos fúngicos utilizando TLRs e receptores semelhantes a lectinas denominados dectinas. Os neutrófilos libertam provavelmente substâncias fungicidas, como espécies reactivas de oxigénio e enzimas lisossomais, e fagocitam os fungos para os matar dentro das células. Muitos fungos extracelulares desencadeiam fortes respostas TH17, em parte devido à ativação de células dendríticas por produtos fúngicos que se ligam ao recetor de dectina e por citocinas indutoras de TH17 (IL-6, IL32) das células dendríticas. As células TH17 estimulam a inflamação e os neutrófilos e monócitos recrutados destroem os fungos.[1]

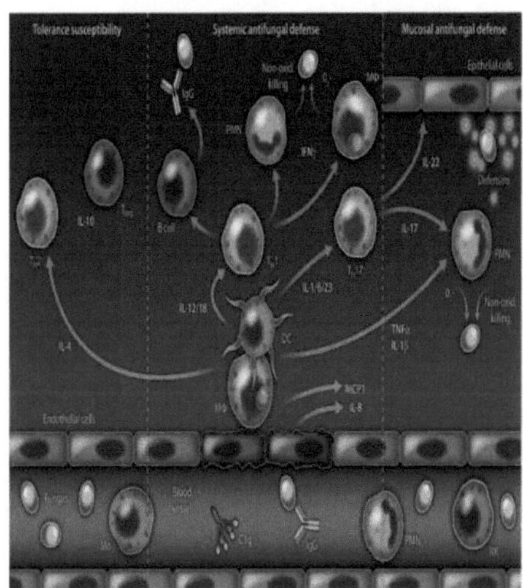

Figure 1.1 Mecanismo de defesa do hospedeiro (Brown GD et al, 2012)

No hospedeiro humano, as infecções fúngicas são combatidas por mecanismos imunitários humorais (suplementos, anticorpos) e celulares (fagócitos, linfócitos T). Os mecanismos protectores da imunidade antifúngica, tanto sistémica como mucosa, baseiam-se na quimiotaxia e na ativação de neutrófilos, monócitos/macrófagos e, no caso da imunidade mucosa, de células epiteliais por quimiocinas e citocinas libertadas por macrófagos e células pró-inflamatórias Th-1 e Th-17. Por outro lado, os linfócitos Th-2 e alguns outros linfócitos T reguladores (sob o controlo de mecanismos medulares como a indoleamina-2,3-dioxigenase) libertam citocinas anti-inflamatórias que proporcionam o mecanismo de tolerância necessário para equilibrar a inflamação e a lesão dos tecidos. No entanto, quando activadas de forma inadequada ou excessiva, as respostas anti-inflamatórias Th-2 e outras células T reguladoras podem reduzir a imunidade antifúngica e aumentar a suscetibilidade à infeção.

Os dados clínicos e experimentais mostram claramente que as pessoas que não têm fagócitos ou cuja função de fagocitose está comprometida correm maior risco de desenvolver mucormicose.[38] Estes resultados sugerem que os granulócitos neutrófilos, mas não necessariamente os linfócitos T, são essenciais para inibir a proliferação de esporos fúngicos. Além disso, os fagócitos mononucleares e polimorfonucleares de hospedeiros normais matam os mucorales produzindo metabolitos oxidantes e péptidos catiónicos, as defensinas. Os doentes com fagócitos desregulados também correm um maior risco de desenvolver mucormicose.[38]

O mecanismo pelo qual a cetoacidose promove a suscetibilidade à forma rinocerebral da doença permanece por esclarecer. Em doentes com cetoacidose ou acidose sistémica, o ferro sérico disponível é reduzido devido à dissociação do ferro das proteínas sequestrantes em condições ácidas. Sabe-se que a hiperglicemia e a acidose têm um efeito negativo na quimiotaxia dos neutrófilos e na atividade de fagocitose.[39]

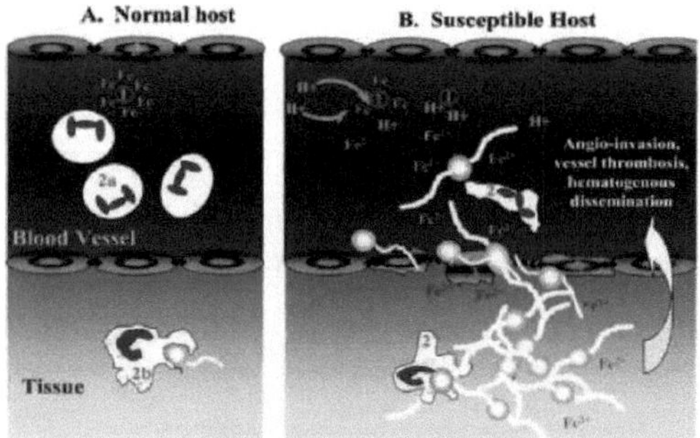

Figure 1.2 **Mecanismos de defesa patogénica e do hospedeiro contra a mucormicose** (Spellberg et al, 2005)
Para desencadear a doença, os agentes patogénicos da mucormicose precisam de extrair ferro suficiente do hospedeiro para crescer, contornar os mecanismos de defesa fagocitária do hospedeiro e entrar nos vasos sanguíneos para se propagarem.

A) Num hospedeiro normal, os mecanismos de defesa primários contra a mucormicose incluem o sequestro de ferro no soro por proteínas especializadas de ligação ao ferro (1), fagócitos, incluindo neutrófilos circulantes (2a) e macrófagos tecidulares (2b), e

células endoteliais (3), que regulam o tónus e a permeabilidade dos vasos. Através da sua interação, estes mecanismos impedem o estabelecimento da infeção nos tecidos e a subsequente invasão endovascular.

B) Quando o hospedeiro está vulnerável, os mecanismos normais de defesa falham. No caso da cetoacidose diabética (CAD), por exemplo, o PH ácido do soro provoca a dissociação do ferro livre das proteínas sequestrantes (1). Esta libertação de ferro livre permite um crescimento rápido dos fungos. Defeitos nos mecanismos de defesa fagocitária (2), por exemplo, uma falta de células (neutropenia) ou disfunções devidas aos corticosteróides ou à hiperglicemia e acidose da cetoacidose diabética, permitem a multiplicação do fungo. A adesão do fungo às células endoteliais e os danos causados a estas células (3) conduzem, em última análise, à invasão do fungo nos vasos, à trombose dos vasos e à subsequente necrose dos tecidos e propagação da infeção fúngica.

Os macrófagos broncoalveolares encontram os zigomicetas inalados pouco tempo depois da exposição. Estas células ligam-se aos esporos fúngicos e absorvem-nos de forma a inibir a germinação. A destruição intracelular é mediada por um mecanismo oxidativo. O tratamento com corticosteróides e a diabetes mellitus diminuem a capacidade dos macrófagos do rato para inibir a germinação. Embora os macrófagos não absorvam completamente as hifas, podem, no entanto, danificá-las por mecanismos extracelulares. Os neutrófilos podem danificar o fungo ligando-se à superfície das hifas e propagando-se através delas, como nas suas interações com o Aspergillus. A destruição extracelular é mediada por mecanismos oxidativos e não oxidativos.[26]

Uma das caraterísticas da mucormicose é a extensa angioinvasão com a consequente trombose vascular e necrose dos tecidos. Esta angioinvasão é frequentemente caracterizada por uma resposta imune inflamatória limitada, razão pela qual a interação das células fúngicas com o endotélio que reveste os vasos sanguíneos é um passo crítico na progressão da doença. Os mucorales podem aderir às células endoteliais in vitro, invadindo-as e danificando-as.[40] Sabe-se que *o Rhizopus* segrega rizoferrina, um sideróforo pertencente à família dos policarboxilatos. Este sideróforo fornece ferro ao *Rhizopus* num processo dependente da energia e mediado por receptores. Atualmente, não se sabe se a rizoferrina transporta o ferro por libertação extracelular de ferro ou se o sideróforo é internalizado antes de libertar o ferro no citoplasma. Sabe-se que a rizoferrina é ineficaz na extração de ferro do soro.[38]

Em indivíduos imunocompetentes, os fagócitos mononucleares e polimorfonucleares eliminam eficazmente os esporos e as hifas dos fungos através de mecanismos de destruição oxidativos e não oxidativos. Os defeitos quantitativos ou qualitativos na atividade das células fagocíticas permitem o crescimento sem entraves da forma hifal e a infeção invasiva. Ao contrário das espécies de Aspergillus, os Mucorales raramente infectam a doença granulomatosa crónica dos doentes e não há provas genéticas diretas do papel da produção de espécies reactivas de oxigénio (ROS) dependentes de NADPH na morte ex vivo dos Mucorales pelos fagócitos.[40]

Capítulo 2

Fungos Mucorales e *Rhizopus oryzae*

2.1 Fungos das mucosas

A zigomicose foi originalmente descrita como um nome conveniente e abrangente para duas doenças clínica e patologicamente diferentes, nomeadamente a mucormicose, causada por representantes dos Mucorales, e a entomophthoramycosis, causada por espécies da ordem Entomophthorales dos Zygomycota.[41] Os Mucorales, o grupo central dos Zygomycota tradicionais, foram recentemente reclassificados no sub-ramo Mucoromycotina do filo Glomeromycota do reino dos fungos.[16] O grupo mais antigo de fungos é o Mucorales ou Mucoromycotina, que inclui organismos omnipresentes que são geralmente saprotróficos. Os Mucorales caracterizam-se por um micélio geralmente abundante e de crescimento rápido, e por estruturas anamórficas geralmente produzidas em grandes quantidades. O micélio geralmente não é septado ou é irregularmente septado. Os fungos Mucoralea são organismos do solo omnipresentes, principalmente sapróbios em matéria orgânica em decomposição, mas também são conhecidos por parasitar plantas, fungos e animais. Sendo uma das maiores ordens de fungos basais, os Mucorales são também um dos grupos mais estudados de fungos de desenvolvimento inicial.[42]

Mucorales é uma subespécie de Zygomycetes com um padrão de infeção clínica diferente. Os Mucorales são angiotrópicos, causam necrose dos tecidos e estão associados a infecções disseminadas e frequentemente fatais, particularmente em hospedeiros imunocomprometidos. Os fungos são normalmente avirulentos e só se tornam patogénicos quando a resistência do hospedeiro é excecionalmente baixa.[8] Os Mucorales são cada vez mais referidos como causa de infecções fúngicas invasivas em indivíduos imunocomprometidos, particularmente em doentes com doenças malignas hematológicas ou diabetes mellitus não controlada, bem como em doentes tratados com desferroxamina ou em diálise. A doença é frequentemente fatal, mas a patogénese da infeção e o papel dos determinantes de virulência específicos e da interação com o hospedeiro são ainda mal compreendidos (16).
sistema imunitário.

Algumas espécies de Mucorales são dimórficas, ou seja, podem passar de um estado filamentoso e multicelular para um estado semelhante a uma levedura.[42] Os Mucorales, descritos pela primeira vez por Paltauf em 1885, são os maiores e mais extensivamente estudados fungos da classe dos Zygomycetes. Os fungos Mucorales caracterizam-se por um crescimento rápido de micélio fibroso e uma parede asséptica ou hifas hipposeptadas com 10 a 20 centímetros de largura. As ramificações em ângulo reto também se desenvolvem rapidamente nos tecidos do hospedeiro.

À medida que as hifas crescem, penetram nos vasos sanguíneos e causam danos nos tecidos. Isto leva à necrose dos tecidos e à trombose vascular. Os membros da ordem Mucorales são responsáveis por quase todos os casos de mucormicose invasiva. A maioria dos agentes patogénicos pertence à família Mucoraceae. Os Mucorales são capazes de produzir várias proteínas e metabolitos que são tóxicos para os animais e para os seres humanos, mas o papel patogénico destes potenciais factores de virulência é desconhecido. Pensa-se que a disponibilidade de ferro livre no plasma e nos tecidos é fundamental para a patogénese destas micoses. A invasão vascular e o neurotropismo são considerados caraterísticas patogénicas comuns da (16)
mucormicose invasiva.

2.2 *Rhizopus oryzae*

Mucormicose refere-se a qualquer infeção fúngica da ordem Mucorales. A maioria das espécies patogénicas pertence à família Mucoraceae, que inclui os géneros *Absidia, Mucor, Rhizomucor* e *Rhizopus.*[(43)] As espécies de Rhizopus são os agentes patogénicos mais comuns da mucormicose invasiva.[(16)] O género *Rhizopus* foi descrito pela primeira vez em 1821 por Ehrenberg e pertence à ordem Mucorales no filo Zygomycota. As espécies de fungos são caracterizadas por hifas asssépticas. Quando se formam septos, estes encontram-se apenas entre os pontos de junção dos órgãos reprodutores e o micélio ou, ocasionalmente, entre micélios envelhecidos. Como sapróbio, *o Rhizopus* é ubíquo na natureza e várias espécies do género são utilizadas na indústria para a fermentação de alimentos (por exemplo, tempeh, ragi), para a produção de enzimas hidrolíticas e para a produção de produtos de fermentação, ácido lático e ácido fumárico.[(44)] Paltauf descreveu uma infeção sistémica que envolve o estômago e os seios nasais como "micose mucorina". O agente etiológico num caso de doença causada por membros dos Mucorales parecia corresponder mais a uma *espécie de Rhizopus* do que a uma espécie de Mucor.[(41)] Existem complicações taxonómicas dentro do género *Rhizopus*, incluindo a recente proposta de reclassificação de *Rhizopus oryzae* (anteriormente sinónimo de *Rhizopus arrhizus*), que inclui duas espécies, *R. oryzae* e *R. delemar*. De acordo com esta nova nomenclatura, a estirpe sequenciada 99 -880 seria reclassificada como *Rhizopus delemar.*[(44)]

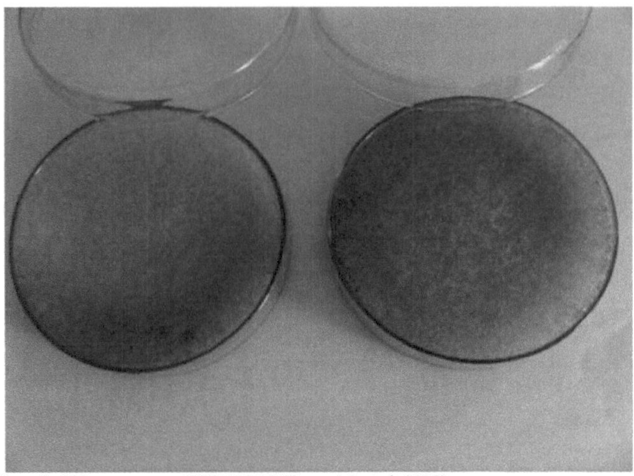

Figura 2.1 Estirpe *de Rhizopus oryzae* CBS 110.17 (Fanny M. et al, 2017)

Rhizopus oryzae é o agente patogénico predominante, responsável por 60% de todas as formas de mucormicose e 90% de todos os casos de mucormicose rinocerebral.(43) *Rhizopus oryzae* estirpe 99 - 880 , isolada de um caso fatal de mucormicose. É a principal causa de mucormicose, uma infeção emergente potencialmente fatal caracterizada por um rápido crescimento angioinvasivo com uma taxa de mortalidade global superior a 50%.(44) A recente conclusão da sequência do genoma *de Rhizopus delemar* 99 - 880 (também conhecido como R. oryzae) revelou a existência de factores de virulência putativos. Estes factores são importantes para a invasão e sobrevivência do fungo no hospedeiro durante a infeção.(40) O complexo *Rhizopus* oryzae tem sido utilizado durante séculos como fermento alimentar para a produção de tempeh e outros alimentos asiáticos. As espécies deste grupo podem também aparecer como agentes patogénicos oportunistas e invasivos em animais e seres humanos, causando infecções fatais em indivíduos imunocomprometidos.(46) *Rhizopus oryzae* é um fungo muito comum que pode causar infecções fatais em pessoas com sistemas imunitários debilitados, como diabéticos ou receptores de transplantes de órgãos. *O Rhizopus oryzae* é um fungo filamentoso de crescimento rápido e é, de longe, o organismo mais frequentemente isolado de doentes com mucormicose, uma infeção extremamente destrutiva e fatal em hospedeiros imunocomprometidos. A terapia antibiótica, por si só, raramente é curativa, particularmente em doentes com infeção disseminada. Se o local infetado não puder ser removido cirurgicamente, o tratamento antifúngico por si só raramente é curativo, levando a uma taxa de mortalidade de 100% em doentes com doença disseminada.

Capítulo 3

Mucormicose, rinocerebral e rinomaxilar, patogénese e manifestação oral e tratamento padrão

3.1 Mucormicose

A mucormicose, também conhecida como zigomicose e fitomicose, foi descrita pela primeira vez por Paultauf em 1885.[47] Trata-se de uma infeção fúngica oportunista aguda com uma elevada taxa de mortalidade, que ocorre principalmente em doentes desidratados e acidóticos e é causada por um grupo caraterístico de fungos: todos são fungos saprófitas ubíquos da classe Phycomycetes, ordem Mucorales, família Mucoraceae.[48] A mucormicose é uma infeção fúngica oportunista rara e de progressão rápida que afecta menos de 2 pessoas em 1 milhão. A mucormicose é também uma infeção fúngica invasiva que se desenvolve a partir do nariz e dos seios nasais.[20,49] O termo

Os termos fitomicose e zigomicose são por vezes utilizados, mas o termo mucormicose é mais frequentemente empregue. Existem pelo menos seis entidades clínicas de mucormicose: rinocerebral, pulmonar, cutânea, gastrointestinal, do sistema nervoso central (SNC), disseminada e diversas, como óssea ou renal.[50] As espécies responsáveis pela doença são *Rhizopus, Rhizomucor* e *Absidia*, sendo *Rhizopus* o principal agente patogénico, responsável por 90% dos casos de mucormicose rinocerebral. Este fungo está amplamente distribuído no solo, nos vegetais e no pão e pode ser cultivado a partir da cavidade oral, da mucosa nasal, da faringe e das fezes de doentes saudáveis sem sinais clínicos de infeção.[9]

As infecções por mucormicose nos seres humanos são geralmente adquiridas através de esporos de fungos transportados pelo ar, contaminação de tecidos traumatizados, ingestão e inoculação.[50] As ulcerações das mucosas podem ser um portal de entrada para a mucormicose, particularmente quando o hospedeiro está imunocomprometido.[8] Uma vez que os granulócitos de neutrófilos desempenham um papel fundamental na defesa contra os fungos, os fungos mucorrágicos requerem um número reduzido de neutrófilos no hospedeiro para se desenvolverem de forma óptima nos seres humanos. Em pessoas saudáveis, estes agentes patogénicos são fagocitados por neutrófilos.[51] Um alvéolo de extração na boca ou uma área de ulceração pode ser um portal de entrada para a mucormicose na região maxilofacial.[9] A infeção por mucormicose caracteriza-se por uma extensa angioinvasão, que favorece o desenvolvimento de trombose vascular seguida de necrose tecidular. *O Rhizopus oryzae*, também conhecido como *Rhizopus arrhizus*, é um organismo que tem sido isolado de doentes com mucormicose e é responsável por cerca de 70% dos casos de mucormicose.[38]

Embora a mucormicose seja ubíqua e se desenvolva rapidamente, raramente causa infeção em doentes imunocompetentes. Por isso, quando ocorre uma infeção por mucormicose, geralmente indica uma doença subjacente grave.[48] As infecções devidas à mucormicose podem ser fatais nos seguintes casos

doentes imunocomprometidos devido a cetoacidose diabética, neutropenia, transplante de órgãos e/ou níveis elevados de ferro sérico.[38] Em doentes com mucormicose, a proporção de doentes com diabetes mellitus pode atingir os 40-50%.[9] A diabetes mellitus altera a resposta imunológica normal do organismo à infeção de várias formas. A hiperglicemia estimula a proliferação de fungos e a redução da quimiotaxia e da eficiência dos fagócitos nos diabéticos permite que estes organismos, de outro modo inofensivos, se desenvolvam num ambiente ácido.[8] A mucormicose causada pelo *Rhizopus oryzae* é comum nos diabéticos, uma vez que estes fungos produzem enzimas cetorredutases que lhes permitem utilizar os corpos cetónicos do doente. A acidose associada à DM (diabetes mellitus) reduz a capacidade fagocítica dos granulócitos. Este facto tem um impacto na capacidade imunológica de defesa contra a mucormicose. O ambiente ácido e o aumento do teor de ferro livre na cetoacidose diabética favorecem o crescimento de mucorales.[9] A manifestação mais comum da mucormicose na cabeça e no pescoço é a celulite da maxila e da órbita em pessoas cuja diabetes mellitus não está suficientemente controlada e cujo sistema imunitário está enfraquecido. Como a mucormicose é rara, pode representar um dilema diagnóstico e terapêutico para quem desconhece a sua apresentação clínica.[37]

A mucormicose é uma doença devastadora e potencialmente fatal para a qual o tratamento médico por si só não é eficaz, uma vez que a trombose vascular extensa dificulta o acesso dos medicamentos ao local da infeção.[52] Os indivíduos imunocompetentes podem ser infectados com mucormicose após traumatismo ou cirurgia.[53] O sucesso do tratamento da mucormicose depende principalmente do diagnóstico precoce, da eliminação dos factores predisponentes subjacentes, do desbridamento cirúrgico rápido e completo do tecido infetado e da administração imediata de terapêutica antifúngica sistémica. Até à data, não há certezas quanto ao tratamento primário da mucormicose. [8] Foi efectuado um extenso estudo bioquímico, radiológico, microbiológico e histopatológico para diagnosticar e investigar esta infeção fúngica altamente letal.[48]

3.2 Mucormicose rinocerebral e rinomaxilar

As manifestações orais são frequentemente os primeiros sinais das formas rinocerebrais. [27][54]Em 25% dos casos de mucormicose rinocerebral, observa-se gangrena facial. Sabemos que a doença também se manifesta por via oral.[15] As manifestações frequentes da doença rinocerebral, pulmonar e disseminada incluem a penetração nos vasos sanguíneos, hemorragia, necrose, trombose e um desfecho rapidamente fatal.[16] Esta infeção é uma infeção fúngica oportunista rara causada por fungos da família Mucoraceae. A raridade desta doença torna-a difícil de diagnosticar e os atrasos podem levar a um mau prognóstico.[27] A mucormicose rinocerebral apresenta-se geralmente de forma aguda e faz lembrar uma sinusite ou uma celulite periorbitária. A dor facial e o inchaço facial unilateral são também caraterísticas importantes do quadro clínico do doente, juntamente com a presença de febre em graus variáveis, embora tal não se verifique em todos os casos.[55] Está mais frequentemente associada a diabetes mellitus não controlada e cetoacidose, doenças malignas ou tratamento com desferroxamina. Os esporos inalados instalam-se primeiro no trato respiratório superior e nos seios paranasais, causando sinusite. Dependendo da doença subjacente, o fungo pode invadir rapidamente o sistema nervoso central, causando sintomas como alteração do estado mental, progressão para coma e morte em poucos dias.[16]

A mucormicose do rinoceronte começa geralmente na mucosa nasal ou no palato e estende-se até aos seios nasais. Propaga-se através dos vasos angulares, lacrimais e etmoidais por extensão direta dos seios nasais para a região retro-orbital. Quando as hifas fúngicas entram na corrente sanguínea, podem propagar-se a outros órgãos, como o cérebro ou os pulmões, o que pode ser fatal para o doente. As hifas de Mucor formam trombos nos vasos sanguíneos, impedindo o fluxo sanguíneo para os tecidos e causando necrose. Na radiografia, a rinocerebro-mucosa está associada a um espessamento nodular da mucosa dos seios nasais e a uma destruição irregular das paredes ósseas dos seios nasais.[51] Clinicamente, a mucormicose dos seios nasais manifesta-se por mal-estar, dores de cabeça, dores faciais, inchaço, crostas negras irregulares, secreções purulentas dos olhos e do nariz e uma febre ligeira.[9]

Mohanty (2012) relatou quatro casos de mucormicose rinomaxilar. A intenção é conscientizar os dentistas sobre a ocorrência de osteomielite maxilar. Esta doença ocorre em pacientes imunocomprometidos, particularmente aqueles com diabetes mellitus mal controlada, e suspeita-se que seja uma infeção fúngica agressiva, fulminante e fatal.[53] O facto de todos os doentes terem envolvimento do seio primário pode indicar que os médicos que os encaminharam estão mais familiarizados com a utilização de oxigénio hiperbárico (OTH) nesta localização específica, o que está provavelmente relacionado com os poucos casos relatados de mucormicose sinusal que foram tratados com OTH adicional. No que respeita ao atraso no início do tratamento, a OTH parece ter sido iniciada mais tarde do que a AMB (anfotericina B) e a cirurgia. Este atraso sugere que a OTH foi utilizada como último recurso na maioria dos doentes.[29]

3.3 Patogénese da mucormicose rinocerebral

Os esporos *de Rhizopus* estão presentes no ar e são inalados ou ingeridos pelos seres humanos. Em hospedeiros imunocompetentes, os esporos que entram em contacto com a mucosa nasal ou oral são fagocitados por polimorfos e macrófagos. Em hospedeiros imunocomprometidos, os esporos germinam e desenvolvem-se em hifas, como nos diabéticos mal controlados, nos quais a via da glutationa está comprometida e os macrófagos se tornam ineficazes.(53) A infeção progride com as hifas angioinvasivas a penetrarem nos canais vasculares, invadindo as artérias e desenvolvendo-se nas paredes dos vasos, obstruindo o lúmen e provocando uma estase. Isto leva a trombose, isquémia e enfarte, com gangrena seca dos tecidos envolvidos. Segue-se a disseminação hematogénica para outros órgãos, como os pulmões e o cérebro, ou a septicemia disseminada.(53)

A infeção não é contagiosa e não se transmite de pessoa para pessoa. Como se trata de um agente patogénico invasivo, os seus esporos são resistentes às variações de temperatura. São capazes de se desenvolver à temperatura do corpo humano e de produzir enzimas destrutivas. Todos estes factores contribuem para a extrema virulência deste fungo.(53) Tipicamente, há uma extração de um dente maxilar com uma descarga de pus do alvéolo de extração não cicatrizado e exposição de osso necrótico ou uma úlcera palatina solitária com osso maxilar exposto como a única manifestação oral. O antro é geralmente infetado primeiro, depois o palato é atingido através da artéria esfenopalatina e da artéria palatina maior. Dado que uma úlcera palatina solitária com osso necrótico exposto pode ocorrer no contexto de diferentes doenças, pode ser considerado um diagnóstico alternativo. (53)

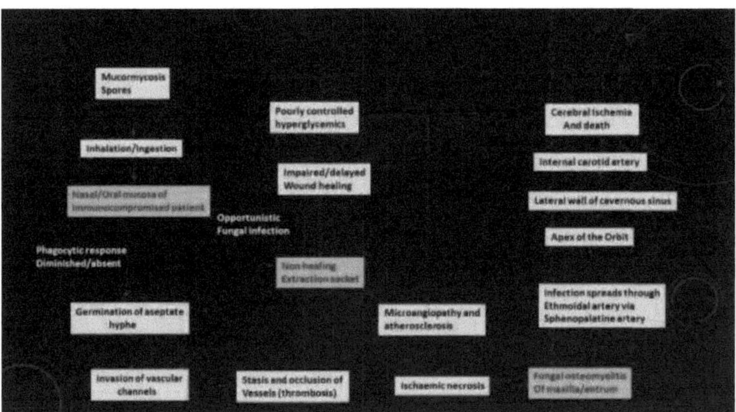

Figura 3.1 Patogénese, disseminação e complicações da mucormicose rinomaxilar (Mohanty et al, 2012)

A infeção pode propagar-se do antro para a órbita através do canal nasolacrimal, dos vasos sanguíneos ou da lâmina papirácea. Nalguns casos, foi mesmo relatada uma invasão perineural e a infeção propaga-se então da órbita para o cérebro através dos vasos orbitais ou da placa cribriforme. Passando pela parte superior da órbita, pode haver invasão da parede lateral do seio cavernoso, o que pode levar à trombose do seio cavernoso, isquémia da artéria carótida interna, isquémia cerebral e, por fim, à morte.(53)

3.4 Manifestações orais da mucormicose

A mucormicose é uma doença rara que representa um desafio diagnóstico e terapêutico para os médicos dentistas que não estão familiarizados com o seu aspeto clínico. [(14)]Os doentes imunocomprometidos são mais susceptíveis de sofrer desta doença, mas os indivíduos imunocompetentes também podem contrair esta infeção após traumatismos ou cirurgias.[(53)] Em medicina dentária, esta infeção chama a atenção porque se manifesta primeiro nos tecidos faciais e orais. As condições predisponentes incluem diabetes mellitus, doenças malignas hematológicas, transplantes de células estaminais e de órgãos, neutropenia, sobrecarga de ferro, traumatismos graves, corticosteróides, medicamentos imunossupressores, infecções pelo vírus da imunodeficiência humana e doença hepática crónica.[(14)]

A mucormicose da cavidade oral pode ter origem em duas fontes. A primeira é a propagação da infeção ao ponto de entrada por inalação (geralmente através do nariz); a segunda é a contaminação direta da ferida. Se a infeção começar no nariz e nos seios nasais, pode levar à ulceração do palato, que progride para necrose. Na grande maioria dos casos, a zona apresenta-se negra. A manifestação clínica pode ocorrer em qualquer parte da cavidade oral, incluindo o maxilar inferior, se a infeção se propagar por contaminação direta da ferida.[(15)]

Auluck (2007) relata um caso de necrose do maxilar superior devido a mucormicose. O doente tinha sido submetido à extração do primeiro, segundo e terceiro molares do maxilar superior direito há 6 meses devido a uma má saúde periodontal. Após a extração, o alvéolo nunca cicatrizou totalmente e o doente sofreu dores e desconforto persistentes durante 6 meses.[(12)] Barathi e Arya (2012) relataram o caso de um doente do sexo masculino, de 37 anos de idade, que se queixava de dor e descarga de pus da cavidade do dente extraído e não cicatrizado no maxilar superior. O dente tinha sido extraído um mês antes devido a uma pulpite aguda irreversível. O doente apresentava um ligeiro inchaço difuso na metade esquerda da face. Notava-se uma descoloração enegrecida da mucosa alveolar intra-oralmente na região dos pré-molares superiores do lado esquerdo. Também não tinha história de diabetes mellitus ou infeção por VIH, nem de terapêutica prolongada com corticosteróides ou outros medicamentos. O diagnóstico final de mucormicose foi feito com base nos achados histopatológicos.[(56)]

Oswal et al (2012) relataram um caso de mucormicose no maxilar inferior após a remoção cirúrgica do terceiro molar esquerdo. Uma senhora de 68 anos de idade queixou-se de dor e secreção com odor desagradável de um alvéolo que não cicatrizava.[(8)] Um doente do sexo masculino, de 49 anos de idade, informou que o seu segundo molar inferior direito tinha sido removido duas semanas antes numa clínica privada local. A sua história incluía diabetes mellitus tipo 2 (DM). O exame clínico revelou um paciente sem febre, fraco e pálido com iterícia da esclerótica e o exame intra-oral mostrou uma área de necrose dos tecidos moles. A radiografia panorâmica revelou um alvéolo não cicatrizado (47) com uma pequena área de destruição óssea.(57)

Doni et al (2011) afirmaram que o envolvimento da cavidade oral apresenta-se geralmente como uma úlcera ou necrose palatina e, mais tarde, perfuração do palato após infeção na cavidade nasal ou seios nasais através dos vasos palatinos. Nas fases iniciais, os doentes apresentam frequentemente celulite e anestesia, corrimento nasal, cornetos nasais necróticos, febre, dor de cabeça e letargia.(58) A ulceração do palato é o sinal oral mais comum da mucormicose, resultando de necrose devido à intrusão de um vaso palatino. A disseminação dos seios nasais para a boca causa ulcerações necróticas negras e dolorosas no palato duro. A lesão é larga e profunda e causa desnudação do osso subjacente. As úlceras mucormicóticas também foram registadas na gengiva, no lábio e no rebordo alveolar.(59) Em 2015, Galitis relatou o caso de uma mulher de 72 anos com leucemia mielomonocítica crónica que apresentava dor no molar superior esquerdo e uma úlcera necrótica castanha escura com um bordo branco irregular no palato duro. A infeção fúngica invasiva foi incluída no diagnóstico diferencial. O exame histológico da úlcera revelou a presença de hifas fúngicas típicas de agentes patogénicos da mucormicose. *O Rhizopus arrhizus* foi isolado da cultura.(60)

3.4.1 Mucormicose após extração dentária no maxilar superior

A necrose é rara na maxila devido à sua rica vascularização. A necrose do maxilar superior pode dever-se a infecções bacterianas, como a osteomielite, a infecções virais, como o herpes zoster, ou a infecções fúngicas, como a mucormicose, o aspergillus, etc. Na prática atual na região maxilofacial, a osteomielite é geralmente diagnosticada em casos de osso intra-oral exposto (necrose do maxilar superior).(12) As infecções fúngicas invasivas (micoses) são raras, mas quando ocorrem, são devastadoras para os doentes. Estas infecções são oportunistas, o que significa que ocorrem quando organismos a que estamos frequentemente expostos entram no corpo devido a um enfraquecimento das defesas do hospedeiro ou através de um portal de entrada invasivo, como uma extração dentária.(31) Pandey et al (2011) relataram quatro casos de osso exposto que simulavam clinicamente uma osteomielite bacteriana, mas o exame microbiológico e histopatológico revelou um quadro diferente, e todos os pacientes relataram traumas prévios de auto-extração dentária ou injeção.(61) Foi observada uma maior incidência de osteomielite no maxilar superior em comparação com o maxilar inferior.(62)

Na avaliação de 2006 até ao final de 2015, os casos de mucormicose no maxilar superior após extração dentária aumentaram, registando-se 58 casos em 49 revisões. A Índia relatou o maior número de casos de mucormicose após a extração de dentes no maxilar superior. Trinta e sete (37) casos foram relatados na Índia, seguida do Canadá com 4 (quatro) casos e do Irão com 3 (três) casos. Foram comunicados dois (2) casos na América e na Arábia Saudita, um (1) caso em Itália, Tunísia, Omã, Egito, Coreia do Sul, Grécia, Paquistão, Kuwait, Bangladesh, Malásia e um caso suspeito no Hospital Naval Dr. Ramelan, Surabaya-In. Ramelan, Surabaya-Indonésia. Quarenta e um (41) doentes tinham diabetes mellitus, dois (2) doentes tinham LMA (leucemia mieloide aguda) e um (1) doente tinha DPOC (doença pulmonar obstrutiva crónica), um (1) doente tinha hipertensão e tinha sido submetido a transplante renal e treze (13) doentes eram imunocompetentes (normais). Em termos de idade, o doente mais novo tinha 14 (catorze) anos e o mais velho 74 (setenta e quatro) anos. Os doentes do sexo masculino tinham 40 (quarenta) anos e os do sexo feminino 18 (dezoito) anos.[10-11,13-14,20-22,27,30-31,33,36-37,53,57-58,61,63-92]

Os sintomas clínicos mais comuns são feridas que não cicatrizam após a extração, inchaço difuso, tecido necrótico e osso exposto, pus, odor desagradável, parestesias, dores de cabeça, problemas nasais, oculares e sinusais. O desbridamento cirúrgico, a terapia e o tratamento com anfotericina B como agente antifúngico, para além de itraconazol, voriconazol e fluconazol, foram os mais comuns. A oxigenoterapia hiperbárica também foi por vezes administrada como tratamento adicional. (10-11,13-14,20-21,27,30-31,33,36-37,53,57-58,61,63-92) O diagnóstico precoce é importante para o sucesso do tratamento. Um doente que apresente uma lesão nasal e palatina, inchaço facial ou celulite, que tenha uma história de extração dentária e que seja diabético, deve suspeitar imediatamente desta temível doença. O tratamento cirúrgico ativo, incluindo a remoção de todo o tecido morto e necrótico, o controlo da diabetes e a terapia fúngica sistémica, é bem sucedido na redução da mortalidade e da morbilidade devidas à mucormicose.[32] Uma revisão da literatura revelou que os doentes tratados com oxigénio hiperbárico têm uma taxa de sobrevivência mais elevada, desde que a doença subjacente não seja demasiado grave.[71] A oxigenoterapia hiperbárica pode ser utilizada como tratamento adjuvante e demonstrou aumentar a taxa de sobrevivência para 94%.[69] A oxigenoterapia hiperbárica desempenha um papel importante num caso suspeito de mucormicose no Hospital Naval Dr. Ramelan em Surabaya, Indonésia.[22]

A mucormicose pode representar um dilema diagnóstico e terapêutico para aqueles que não estão familiarizados com esta apresentação clínica.[79] Os cirurgiões maxilofaciais e os dentistas devem estar atentos a esta complicação, uma vez que procedimentos simples como extracções dentárias podem resultar em complicações catastróficas para os pacientes.[82]

3.4.2 Mucormicose após extração dentária no maxilar inferior

As ulcerações da mucosa ou as feridas pós-extração na boca podem servir de ponto de entrada para a mucormicose na região maxilar ou mandibular, particularmente em hospedeiros imunocomprometidos.[52] Em 1977, Eisenber et al. relataram o primeiro caso de mucormicose no maxilar inferior. Em 1986, Brown e Finn relataram o segundo caso de mucormicose no maxilar inferior.[15] Salisbury et al (1997) relataram o caso de um doente com leucemia miogénica aguda que desenvolveu mucormicose numa extração recente no maxilar inferior e cujo tratamento foi bem sucedido, uma vez que o diagnóstico precoce, o tratamento cirúrgico e medicamentoso agressivo e a eliminação da doença subjacente melhoraram o prognóstico de sobrevivência.[93] Alam et al (2016) relatam o caso de um homem de 45 anos cuja família era conhecida por ter diabetes. Ele apresentava queixas de dor e secreção com mau cheiro de uma ferida ulcerada não cicatrizada na cavidade mandibular na região do canino esquerdo e do primeiro pré-molar. A microscopia ótica revelou osso necrótico com margens desgastadas, rodeado por infiltrados neutrofílicos densos com grandes hifas fúngicas asépticas. A cultura fúngica foi positiva para mucormicetes.[52] Yip et al. relatam o caso de uma mulher de 70 anos que se apresentou com febre, inchaço agudo da mandíbula do lado esquerdo e dor. Tinha antecedentes de cancro da mama, quimioterapia, síndrome mielodisplásica, transplante de medula óssea e doença do enxerto contra o hospedeiro. Apresentava um abcesso que envolvia a hemimandíbula esquerda e o espaço lingual esquerdo, com um foco de ar na hemimandíbula esquerda. Foi submetida a uma incisão submental e drenagem, sem pus grosseiro. Três dias depois, a zona do mento/submentoniana esquerda tornou-se agudamente necrótica e, com base na patologia e nos cortes, foi identificada mucormicose invasiva.

3.4.3 Mucormicose como uma úlcera do palato

A mucormicose rinocerebral começa tipicamente no antro maxilar, particularmente em diabéticos mal equilibrados. A ulceração necrosante do palato, com muco enegrecido e osso exposto, descreve a invasão dos tecidos circundantes.[60] Foi demonstrado que a ulceração do palato é o primeiro sinal de mucormicose rinocerebral.[95] A zigomicose com envolvimento palatal ocorre em cerca de 18% dos casos, geralmente em associação com a mucormicose rinocerebral, e tem um curso agudo e geralmente fatal.[96] Em 2008, Bist et al. relataram um caso de úlcera profunda do palato duro devido a mucormicose num homem de 56 anos sem factores predisponentes. A localização isolada de mucormicose no palato num hospedeiro imunocompetente é uma entidade clínica invulgar.[97]

Balaji et al (2015) relataram dois casos de úlceras palatinas. Uma mulher de 30 anos relatou esfoliação espontânea dos dentes anteriores superiores durante dois meses. O exame intraoral revelou desnudamento da gengiva dos dentes superiores, com necrose do osso alveolar subjacente. Na parte anterior do palato duro, foi observada uma perfuração oval, medindo 3 x 1,5 cm. Com base na história e nos achados clínicos, foi feito um diagnóstico preliminar de mucormicose. Uma mulher de 29 anos relatou uma história de febre, diabetes mellitus durante dois anos, síndrome nefrótica e nefrite lúpica. O exame extra-oral revelou edema difuso na região periorbital do olho direito. O exame intra-oral revelou desnudamento da gengiva do maxilar direito, da distal 12 à distal 18, com exposição do osso necrótico subjacente.[(98)]

Um homem de 32 anos apresentou-se com uma queixa principal de dor e inchaço sob o olho esquerdo. A história do doente revelava que sofria de diabetes de tipo 1 não controlada há dois anos e que estava a fazer tratamento. O exame extra-oral revelou um inchaço difuso no maxilar superior esquerdo, que se estendia desde o rebordo supraorbitário esquerdo até ao canto esquerdo da boca, ao ouvido esquerdo e ao nariz. A pele sobrejacente era normal e, à palpação, de consistência mole a firme e turva. [2]O exame intra-oral revelou uma úlcera de aproximadamente 3 x 4 cm com margens irregulares no palato duro. [99]A úlcera estava coberta por uma crosta necrótica e parte do osso subjacente estava exposto ( ). Jain (2014) relatou o caso de uma mulher de 46 anos que se queixava há 10 dias de inchaço no lado direito da face, associado a dor na bochecha direita e a um corrimento enegrecido do nariz e da boca. O seu historial incluía uma febre de 10 dias. Não havia história de problemas de visão ou diabetes mellitus. O exame extra-oral revelou linfadenopatia submandibular bilateral. A rinoscopia anterior revelou erosão de parte do septo nasal, corrimento enegrecido do meato nasal médio direito e descoloração enegrecida do palato duro. O exame histofatológico revelou tecido necrótico infetado com infiltração neutrofílica, no qual se encontravam várias colónias de hifas fúngicas espessas e não septadas de mucormicose.[(100)]

Thimmarasa relata o caso de um homem de 48 anos que se queixava há 15 dias de ulceração do palato com regurgitação nasal de alimentos. Intraoralmente, havia uma ulceração solitária, profunda e oval na parte posterior do palato duro, medindo 5 x 4 cm e perfurada. A úlcera estava necrosada, sensível, com tendência para sangrar e coberta de muco. Com base no exame, foi feito o diagnóstico definitivo de mucormicose do palato e o doente foi imediatamente internado no hospital para tratamento.[(101)] Intra-oralmente, o palato duro é geralmente afetado devido à sua proximidade com a infeção das cavidades nasais e dos seios nasais.[(82)]

3.5 Tratamento padrão das infecções por mucormicose da cavidade oral

Foram avançadas várias razões para explicar o aumento das infecções fúngicas invasivas, incluindo a utilização de antineoplásicos e imunossupressores, antibióticos de largo espetro, próteses e transplantes e operações mais agressivas. Os doentes que sofrem de queimaduras, neutropenia, infeção por VIH e pancreatite também estão predispostos a infecções fúngicas.[(102)] O diagnóstico da mucormicose baseia-se geralmente num quadro clínico que mostra a evolução invasiva da doença e é confirmado por uma biopsia. A amostra mostra hifas grandes, não septadas, com ramos em ângulo reto que invadem os tecidos. O diagnóstico diferencial das lesões destrutivas do palato e da maxila deve incluir carcinomas de células escamosas, carcinomas periféricos de células T da nasofaringe, linfomas, doenças granulomatosas crónicas como a tuberculose, sífilis terciária, granulomatose de Wegener e outras infecções fúngicas profundas.(82)

Quatro factores são essenciais para erradicar a mucormicose: diagnóstico rápido, eliminação dos factores predisponentes subjacentes (se possível), desbridamento cirúrgico adequado do tecido infetado e tratamento antifúngico apropriado. A infeção ocorre através da inalação de esporos e da contaminação de tecidos traumatizados, da ingestão e da inoculação direta.(13) As doenças causadas por estes organismos são caracterizadas por angioinvasão, trombose, isquémia e necrose dos tecidos afectados.(82) Se diagnosticada precocemente, a mucormicose pode ser curada através de uma combinação de desbridamento cirúrgico da área infetada e administração sistémica de anfotericina B durante um período máximo de três meses. O tratamento adequado da doença subjacente é um aspeto importante que tem um impacto no resultado final do tratamento. O prognóstico está associado a uma elevada morbilidade e mortalidade e pode ser melhorado com um diagnóstico rápido, um tratamento precoce e a reversão dos factores de risco subjacentes. As taxas de sobrevivência em grupos de doentes com sinusite invasiva sem envolvimento cerebral podem atingir os 50-80%; quando a infeção se estende ao cérebro, a taxa de mortalidade é superior a 80%.(13)

Os métodos mais eficazes de tratamento da mucormicose são o desbridamento cirúrgico, a terapia antifúngica sistémica e o tratamento da doença subjacente. É muito importante controlar e prevenir as infecções fúngicas oportunistas em doentes com doenças debilitantes, tais como cetoacidose diabética, imunossupressão, discrasias sanguíneas, transplante de órgãos sólidos, doentes que tomam esteróides a longo prazo e transplante de medula óssea. Assim que uma infeção por mucormicose é diagnosticada num doente debilitado, deve ser tratada imediatamente através de uma variedade de métodos médicos e cirúrgicos.(82)

Os agentes antifúngicos utilizados incluem a anfotericina B (AmB), os azóis e as equinocandinas. O desoxicolato de AmB (AmB-D; Fungizone) é um polieno de largo espetro que abrange a maioria das leveduras e fungos filamentosos. As possíveis excepções são *Candida lusitaniae, Candida guillermondii, Scedosporium spp e Aspergillus terreus.* Atualmente, estão disponíveis três produtos de anfotericina B associados a lípidos que podem ser menos tóxicos do que a anfotericina B tradicional. Trata-se de complexos lipídicos (ABLC-Abelcet, ABCD-Amphocil) e de formulações lipossómicas (L-Amb; AmBisome). (102)(102)O L-AmB é indicado para o tratamento de micoses sistémicas e/ou profundas graves cuja toxicidade (em especial a nefrotoxicidade) impede a utilização de AmB-D em doses eficazes, bem como para o tratamento empírico de infecções fúngicas suspeitas em doentes neutropénicos febris cuja febre não responde a antibióticos de largo espetro e cujas investigações adequadas não revelaram uma origem bacteriana ou viral. O Abelcet está indicado para o tratamento da candidíase invasiva grave e como tratamento de segunda linha da aspergilose invasiva, meningite criptocócica, criptococose disseminada em doentes com VIH, fusariose, coccidiomicose, zigomicose e blastomicose. A fungizona está aprovada para o tratamento de infecções fúngicas sistémicas causadas por organismos susceptíveis, tais como *Candida spp, Cryptococcus spp* e certos fungos filamentosos.[102]

Os azóis são o fluconazol, o itraconazol, o voriconazol, o ravuconazol e o posaconazol. O fluconazol está disponível sob a forma oral ou intravenosa e
é bem tolerado e tem menos interações medicamentosas do que outros azóis. Actua contra os fungos filamentosos. O itraconazol tem um espetro mais alargado do que o fluconazol. Actua contra as leveduras e os bolores, com exceção do *Fusarium spp. e* do *Scedoporium spp. e* dos *zigomicetos.*[102] O voriconazol tem um espetro de ação semelhante ao do itraconazol, mas estende-se a vários bolores emergentes. O ravuconazol e o posaconazol têm um espetro de ação semelhante ao do voriconazol. O posaconazol só está disponível como preparação oral e demonstrou maior atividade in vitro contra os zigomicetas do que o voriconazol. As equinocandinas são compostas por caspofungina e o espetro de ação da caspofungina está limitado a *Candida spp, Saccharomyces spp, Pneumocytis carinii e Aspergillus spp*, incluindo A. terreus.[102]

A terapêutica combinada com azóis e anfotericina B é frequentemente utilizada.[102] Recentemente, foram também utilizadas a anfotericina lipossómica intravenosa, o complexo lipídico intravenoso e a oxigenoterapia hiperbárica. [71]-1A profilaxia com fluconazol (400 mg por dia) é comum nos serviços de hematologia e demonstrou reduzir a incidência e a gravidade das infecções fúngicas. A duração da profilaxia é atualmente desconhecida, mas foi recomendado que cubra o período de neutropenia.[102] A profilaxia antifúngica contra infecções invasivas por Aspergillus permanece incerta. A incidência de infecções invasivas por Candida foi reduzida pela profilaxia com fluconazol em muitos doentes, sem impacto na mortalidade. Dadas estas incertezas sobre a profilaxia, deve notar-se que a adesão cuidadosa às medidas padrão de controlo de infecções, tais como a lavagem das mãos, a utilização de pressão positiva e de ar filtrado por HEPA, a adesão às diretrizes de colocação e manutenção de cateteres e o controlo de antibióticos, podem reduzir a incidência de infecções fúngicas em doentes críticos.[102]

Capítulo 4

Oxigenoterapia hiperbárica

4.1 Definição e equipamento

A oxigenoterapia hiperbárica (OTH) pode ser definida como a administração terapêutica de oxigénio a 100% a uma pressão ambiente superior a uma atmosfera absoluta (ATA). Durante a administração, o doente é colocado num recipiente hermeticamente fechado, a pressão no interior do recipiente é aumentada e é administrado oxigénio a 100% para a respiração.(103) De acordo com a definição da Undersea and Hyperbaric Medical Society (UHMS), trata-se de um tratamento em que o doente respira oxigénio a 100% numa câmara de tratamento a uma pressão superior ao nível do mar, ou seja, superior a 1 ATA.(104) O tratamento pode ser efectuado numa câmara de pressão de assento único com oxigénio a 100% ou numa câmara de pressão de assento múltiplo com compressão de ar, na qual o doente recebe oxigénio puro através de uma máscara, de um capuz ou de um tubo endotraqueal.(105) Uma câmara de assento único é pequena e concebida para um único doente adulto, geralmente numa posição supina ou semi-reclinada. O acesso ao doente no interior da câmara é limitado e o doente e os observadores apenas podem comunicar visual e auditivamente. Uma câmara de múltiplos lugares pode acomodar vários doentes, pessoal médico e equipamento ao mesmo tempo. Os custos operacionais são relativamente elevados em comparação com uma câmara monobloco e existe também um risco de infeção cruzada quando utilizada para tratar feridas.(103) Algumas publicações descrevem uma terapia em que o oxigénio tópico é administrado localmente à superfície da ferida a taxas de fluxo elevadas, por vezes incorretamente designada por HBOT.(104) A oxigenoterapia hiperbárica tópica envolve o fornecimento direto de oxigénio a 100% a feridas abertas e húmidas a uma pressão ligeiramente superior à pressão atmosférica. Um dispositivo de oxigenoterapia hiperbárica tópica consiste num dispositivo que inclui a área da ferida (normalmente o membro) e a fonte de oxigénio. Convencionalmente, pode ser utilizado um reservatório de oxigénio.(105) A oxigenoterapia hiperbárica tópica utiliza um saco de plástico colocado sobre o leito da ferida para tentar introduzir O2 nos tecidos a uma pressão ligeiramente superior à pressão normal ao nível do mar. Esta terapia resulta numa perfusão insignificante de O2 e uma pressão mais elevada à volta de um membro causaria um efeito de torniquete prejudicial com isquémia e hipoxia.(104)

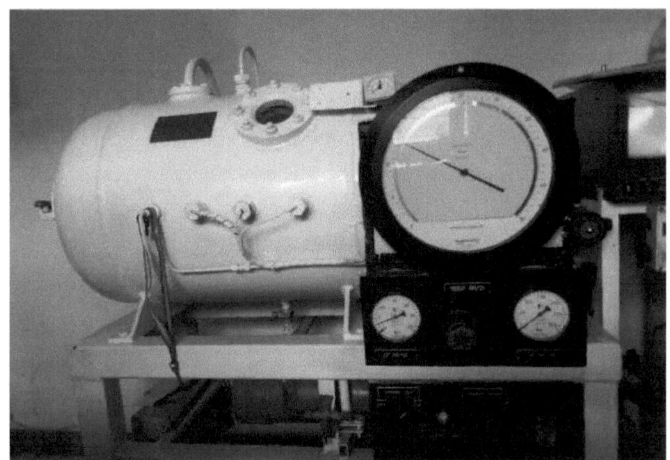
Figura 4.1 Câmara para animais no Naval Marine Health (*Lakesla*) Surabaya-Indonésia

O número crescente de experiências em modelos animais levou a uma melhor compreensão dos efeitos e das consequências fisiológicas do oxigénio hiperbárico (OHB). Estas incluem a capacidade da OTH para aumentar o fornecimento de oxigénio aos tecidos, os seus efeitos na vascularização e nas bactérias anaeróbias, a sua atividade como defesa contra a infeção e a sua contribuição para a cicatrização de feridas. [106]

Um ATA é a pressão atmosférica ao nível do mar e corresponde a 14,6956 libras por polegada quadrada (psi) ou 101,325 kilopascals (kpa, um pascal que corresponde a uma força de um newton por metro quadrado). A pressão da câmara e o número de sessões de tratamento são as principais medidas de exposição à OTHB durante o tratamento.[103] Partiu-se da hipótese de que as concentrações elevadas de oxigénio fornecidas diretamente à ferida aumentariam a pressão de oxigénio celular local, promovendo assim a cicatrização da ferida. O principal efeito terapêutico do oxigénio hiperbárico é o efeito mecânico do tratamento devido ao aumento da pressão atmosférica. O efeito da terapia biomolecular é um aumento da pressão parcial de oxigénio. O primeiro efeito é um aumento da produção de ROS (H2O2) e de RNA (NO).[105] A maior parte dos tratamentos de OTHB são efectuados a uma pressão de câmara inferior a três ATA. Cada sessão de tratamento dura geralmente menos de 120 minutos. As sessões de tratamento variam consideravelmente consoante a doença e, nalgumas doenças, os doentes podem receber 40 ou mais sessões de tratamento.[103]

4.2 História da medicina hiperbárica

A história da medicina hiperbárica está intimamente ligada ao desenvolvimento de tecnologias para actividades subaquáticas e aos avanços no conhecimento das leis físicas e dos mecanismos fisiológicos da respiração com oxigénio a pressões superiores à atmosférica.[104] Em 1644, Toricelli inventou o tubo barométrico e, em 1653, Pascal confirmou a variação da pressão barométrica com a altitude e estabeleceu as leis da hidrostática; Boyle (1661) e Mariotte (1676) formularam a lei da relação entre o volume e a pressão de um gás ideal.[106] Em 1662, Henshaw, um clérigo britânico, construiu uma câmara selada na qual a pressão do ar podia ser controlada por uma válvula. Ele acreditava que as doenças agudas podiam ser tratadas aumentando a pressão ambiente, enquanto as doenças crónicas eram melhor tratadas com ar diluído.[103] Henshaw foi o primeiro a prever a utilização da pressão atmosférica como método terapêutico. [106]thEra possível fabricar recipientes sólidos e herméticos, combinados com bombas capazes de comprimir o ar, que eram utilizados esporadicamente no tratamento de várias doenças já no século XVII.[104] Em 1755, Black descobriu o dióxido de carbono, em 1775 Priestley descobriu o oxigénio e em 1789 Lavoisier descreveu os fenómenos de oxidação. Em 1791, Smeaton, um engenheiro inglês responsável pela reparação dos pilares da ponte de Hexham, construiu a primeira câmara de aço fundido e alimentou-a com ar comprimido a partir de uma bomba instalada num barco.[106] Junod descreveu os efeitos benéficos do oxigénio a alta pressão no ser humano. Pravas, em Lyon, e Tabarie, em Montpellier, descreveram os efeitos benéficos da imersão em ar comprimido para diversas afecções. A partir de 1860, foi aberto um número surpreendente de centros na Europa.[106]

A exposição dos pacientes à pressão hiperbárica para fins terapêuticos foi introduzida há várias décadas em vários estabelecimentos importantes, com base nos princípios desenvolvidos por Paul Bert.[107] A sua obra "La Pression Barométrique" (1878) é muito conhecida e faz parte dos fundamentos da medicina hiperbárica. Estudou os efeitos da OHB, descobriu o seu efeito tóxico no organismo vivo e salientou o risco de convulsões.[106] Em 1887, Valenzuela foi pioneiro na utilização bem sucedida de oxigénio puro a 2,0 MPa para o tratamento de doenças clínicas. [108]ththA utilização terapêutica do oxigénio hiperbárico (OTHB) desenvolveu-se em França entre meados do século XIX e o início do século XX.[106] Em 1956, Boerema, um cirurgião cardiovascular neerlandês, expôs animais de laboratório a pressões parciais elevadas de oxigénio numa câmara da Marinha Real dos Países Baixos, a fim de "impregnar" os tecidos com oxigénio. Os seus resultados levaram as autoridades a construir uma grande câmara hiperbárica em Amesterdão.[109] Os seus relatórios marcaram o início da difusão das câmaras hiperbáricas nos hospitais de todo o mundo.[104] Na década de 1900, a medicina hiperbárica atingiu o seu auge no continente norte-americano e na Europa.[107] Churchill-Davidson, Reino Unido (1955), utilizou a ventilação com pressão positiva para melhorar a radiossensibilidade no tratamento do cancro (Zhang et al., 2004). Na China, a HBOT tem sido utilizada para tratar uma grande variedade de doenças.[108]

4.3 Física da pressão hiperbárica

O ar é uma mistura de diferentes gases, dominada pelo azoto e pelo oxigénio. A composição dos outros gases é tão baixa que se pode considerar que o azoto preenche cerca de 80% do espaço e o oxigénio cerca de 20%.[(110)] As leis dos gases no HBOT incluem a lei de Boyle-Mariotte, a lei de Dalton, a lei de Graham e a lei de Henry. Boyle A lei de Boyle-Mariotte, descrita pela primeira vez de forma independente por Sir Robert Boyle (1627-1691) e Edme Mariotte (1620-1684), estabelece que *a pressão (p) numa quantidade limitada de gás permanece constante (p x V = const, para T = const) à mesma temperatura (T).*[(111)] A lei de Boyle relaciona o volume e a densidade de um gás com a pressão desse gás a uma temperatura constante. A lei diz que o volume de um gás é inversamente proporcional à pressão, enquanto a densidade de um gás (oxigénio, por exemplo) é diretamente proporcional à pressão.[(112)] Esta lei dos gases foi descrita pela primeira vez em 1801 por John Dalton (1766 -1844) e é também conhecida como *Lei da Pressão Parcial de Dalton.* tot2n[11]Diz: "*A pressão total exercida por uma mistura de gases é igual à soma das pressões que seriam exercidas pelos gases se estivessem sozinhos e ocupassem todo o volume" (P = p1 + p +.... + p).*(1) A lei de Dalton descreve a relação entre a pressão de cada gás numa mistura de gases e a pressão total da mistura de gases. A lei diz que a pressão total exercida por uma mistura de gases é igual à soma das pressões dos gases individuais na mistura.[(112)] A Lei de Amonton, também conhecida como Lei de Graham, descoberta por William Amontons (1663-1705) e publicada em pormenor por Thomas Graham (1805-1869), afirma *que "o quociente entre a pressão (p) e a temperatura (T) numa quantidade limitada de gás para o mesmo volume (V) permanece constante".*[(111)] A lei de Graham descreve a relação entre a pressão

(concentração) de um gás com o seu movimento. A Lei de Henry estabelece que o oxigénio e o dióxido de carbono (bem como outros gases) se movem independentemente um do outro e a diferentes velocidades de áreas de alta pressão para áreas de baixa pressão.[(112)] A Lei de Henry afirma *que "a massa de um gás (C) que se dissolve num determinado volume de líquido é diretamente proporcional à pressão do gás (P) (desde que o gás não reaja com o solvente)".* Formulada pela primeira vez por William Henry (1775-1836) em 1803.[(111)] A lei de Henry relaciona a quantidade de gás que pode ser dissolvida num líquido com a pressão do gás acima do líquido. Afirma que a solubilidade de um gás num líquido é diretamente proporcional à pressão do gás em contacto com o líquido([112)]

4.4 Mecanismo de oxigénio hiperbárico

Pensa-se que três mecanismos principais estão envolvidos nos potenciais efeitos benéficos da OTHB: a redução do tamanho das bolhas e a sua eliminação em casos de doença de descompressão e embolia gasosa (vulgarmente conhecida como doença de descompressão ou

DCI), a obtenção de hiperóxia nos órgãos-alvo e o potencial reforço dos mecanismos imunitários e de cicatrização através da correção da hipoxia pré-existente nos órgãos-alvo.[104] Os benefícios terapêuticos podem resultar dos efeitos mecânicos do aumento da pressão, que está diretamente associado a uma melhor oxigenação, ou dos seus efeitos fisiológicos/farmacológicos. Os efeitos celulares e cardiovasculares da OTHB conferem-lhe todas as caraterísticas de um fármaco. A OTHB é simplesmente uma terapêutica inalatória intermitente, de curta duração e com doses elevadas de O2, que tem por objetivo obter uma hiperoxigenação através da corrente sanguínea. O tratamento da hipoxia tecidular continua a ser, frequentemente, o principal valor terapêutico da terapêutica com HBOT. A oxigenação inadequada ocorre frequentemente em tecidos danificados por lesões traumáticas, infeção, inflamação, isquémia e edema, e um ou mais cursos de OTHB podem ser vitais para tecidos, membros e tecidos.[104]

A OTH actua como um medicamento com uma vasta gama de mecanismos positivos, incluindo efeitos farmacológicos dose-dependentes na inflamação, angiogénese e cicatrização de feridas. A investigação no domínio da administração de O2 demonstrou que os efeitos são dose-dependentes e que o ambiente hiperbárico permite não só administrar doses de O2 mais elevadas do que ao nível do mar, mas também melhorar a qualidade de vida dos doentes. Uma série de tratamentos de OTH melhora a resposta imunitária local do hospedeiro, resultando na eliminação de infecções nos tecidos hipóxicos, e estimula também o aumento da densidade vascular e a melhoria do metabolismo das feridas com um maior crescimento dos tecidos. O resultado final é uma melhor oxigenação e cicatrização dos tecidos locais.[104]

A OTH é limitada pela toxicidade do O2, mas o stress oxidativo é um componente essencial das cascatas de transdução de sinal da OTH, que promovem a cicatrização de feridas, infecções e o alívio de feridas pós-isquémicas e inflamatórias.[104] Um conjunto crescente de provas fornece uma base científica mais ampla para a compreensão do mecanismo de ação da OTH, que é enumerado a seguir: (1) compressão de bolhas. A OTH ajuda a remover obstruções e a restabelecer a circulação sanguínea, uma vez que o volume de gás aprisionado no corpo diminui proporcionalmente à pressão (lei de Boyle); (2) eliminação de gás. A HBOT aumenta a taxa de dissolução das bolhas de ar ou de gás. Os gases dissolvem-se proporcionalmente à pressão parcial do gás (lei de Henry). A eliminação do azoto dissolvido é melhorada com a respiração de 100% de O2; (3) aumento da capacidade do sangue para transportar O2. A OTH duplica a capacidade de transporte de O2 do sangue, aumentando o O2 fisicamente dissolvido no sangue. A 2,8 bar, as necessidades de O2 dos tecidos podem ser totalmente satisfeitas pelo O2 fisicamente dissolvido, uma vez que cinco por cento do volume de O2 é dissolvido no sangue, a mesma quantidade que é normalmente fornecida pela oxihemoglobina. Isto pode ajudar a restaurar a tensão de O2 nos tecidos hipoperfundidos para um nível normal ou supranormal; (4) aumentar a distância de difusão do O2 nos tecidos. A OTH aumenta as forças motrizes da difusão de O2. Um aumento de 9 a 16 vezes na pO2 arterial resulta num aumento de 3 a 4 vezes na distância de difusão de O2 nos tecidos, e isto é conseguido de forma esférica a partir de capilares funcionais. A correção intermitente da hipóxia através das barreiras criadas pelo edema e pela má perfusão pode satisfazer as necessidades metabólicas básicas e manter a integridade e a função celular. Isto pode ajudar a salvar membros e tecidos mal perfundidos. Os biofilmes bacterianos hipóxicos/anóxicos podem ser enriquecidos com oxigénio; (5) vasoconstrição e redução do edema. A OTH causa vasoconstrição sistémica, especialmente em tecido saudável não isquémico, resultando numa redução direta do edema cerebral e da pressão intracraniana. O edema é também reduzido através da diminuição do extravasamento e do restabelecimento da função de bomba iónica das células. A oxigenação é mantida através da melhoria da deformabilidade dos glóbulos vermelhos e da sua capacidade de transportar O2 no sangue; (6) efeito anti-inflamatório. A OTH reduz a adesão de leucócitos e células endoteliais nos tecidos lesionados através da regulação negativa das moléculas de adesão celular induzida pela OTH. A OTH melhora a lesão de isquémia-reperfusão em órgãos como o cérebro, o músculo esquelético, o fígado, o intestino delgado e os testículos; (7) ação antimicrobiana. A OTH melhora a resposta imunitária do hospedeiro. A capacidade dos leucócitos para matar as bactérias é melhorada. O crescimento dos organismos aeróbios é inibido. A produção de alfatoxina pelos clostrídios é interrompida. O efeito antibacteriano e antifúngico dos antibióticos é melhorado, por exemplo, aminoglicosídeos, vancomicina, anfotericina B. (8) Angiogénese/vasculogénese. A OTH aumenta a densidade dos vasos sanguíneos. Formam-se novos capilares em feridas isquémicas selecionadas ou mal irrigadas, por exemplo, após danos causados por radiação ou no pé diabético. A OTH aumenta a mobilização de células precursoras endoteliais, conhecidas como "células estaminais", da medula óssea para o sangue periférico. A microcirculação e a oxigenação melhoram após uma série de tratamentos com HBOT. O aumento da densidade vascular mantém-se estável durante a observação clínica a longo prazo; (9) cicatrização de feridas. A OTH melhora o metabolismo das feridas. A cicatrização de feridas depende da disponibilidade de O2 a nível celular, por exemplo, durante a formação da matriz de colagénio necessária para a angiogénese. A OTH estimula um grande número de processos de cicatrização de feridas mediados por factores de crescimento. A OTH tem efeitos dose-dependentes na proliferação de fibroblastos, angiogénese, inflamação e sistemas de defesa antioxidantes.[104]

4.5 Indicações e contra-indicações para a HBOT

As indicações para a OHB foram definidas de forma mais precisa, tanto para condições críticas como para doenças crónicas ou de longa duração, e apenas foram mencionadas aquelas que foram validadas por investigação clínica controlada de acordo com os critérios da medicina baseada na evidência (MBE).[106] Em 1989, a UHMS (Undersea and Hyperbaric Medical Society) formulou indicações para a utilização da OHB, que abrangem 13 doenças e foram alargadas para 17 em 2014. Em 2004, o Comité Europeu de Medicina Hiperbárica (ECHM) dividiu as suas indicações recomendadas em 4 categorias: 8 indicações altamente recomendadas, 10 indicações recomendadas, 9 indicações controversas e 13 outras indicações, incluindo 40 outras doenças. Em 2004, a CMA (Associação Médica Chinesa) reviu as indicações recomendadas para a OHB de modo a incluir 12 indicações de emergência e 48 indicações não emergenciais.[108]

Em vários países, médicos de diferentes áreas da medicina e da cirurgia têm-se esforçado desde o início por fazer progressos na medicina hiperbárica.[106] Em chinês, as indicações de emergência são as seguintes: (1). intoxicação aguda por monóxido de carbono e outras intoxicações por gases nocivos; (2) gangrena gasosa e outras infecções bacterianas anaeróbicas; (3) doença descompressiva; (4) síndrome de embolia gasosa; (5) após ressuscitação cardiopulmonar (RCP) devido a uma infinidade de riscos de disfunção cerebral aguda ; (6) ajuda no tratamento do choque; (7) edema cerebral; (8) edema pulmonar (exceto edema pulmonar cardíaco); (9) síndrome de esmagamento; (10) membros (dedos das mãos e dos pés) e fornecimento de sangue após enxerto de pele; (11) intoxicação por drogas ou produtos químicos; (12) encefalopatia isquémica anóxica aguda.[108]

As indicações não urgentes são autorizadas para utilização: (1) envenenamento por monóxido de carbono ou outra encefalopatia tóxica; (2) dormência súbita; (3) doença isquémica cerebrovascular (arteriosclerose cerebral, ataque isquémico transitório, trombose cerebral, enfarte cerebral); (4) traumatismo craniano (concussão, contusão cerebral após a remoção de um hematoma intracraniano, traumatismo do tronco cerebral); (5) recuperação de uma hemorragia cerebral; (6) fracturas que cicatrizam mal; (7) retinite serosa central; (8) estado vegetativo; (9) síndrome de insuficiência de adaptação do planalto; 10. (11) cirurgia de tumor intracraniano benigno; (12) doença periodontal; (13) encefalite viral; (14) paralisia facial; (15) osteomielite; (16) osteonecrose asséptica; (17) paralisia cerebral; (18) atrasos no desenvolvimento fetal; (19) diabetes e pé diabético; (20) doença aterosclerótica das artérias coronárias (angina de peito e enfarte do miocárdio); (21) perturbações do ritmo cardíaco (fibrilhação auricular, batimentos prematuros, taquicardia); (22) miocardite; (23) doença vascular periférica, vasculiteg., trombose venosa profunda de Raynaud, etc.(24) vertigens; (25) úlceras cutâneas crónicas (perturbações circulatórias arteriais, congestão venosa, escaras); (26) lesões da espinal medula; (27) úlceras gástricas; (28) colite ulcerosa; (29) hepatite infecciosa (utilizar a sala especial para as doenças infecciosas); (30) queimaduras; (31) queimaduras pelo frio; (32) cirurgia plástica; (33) enxertos de pele; (34) lesões desportivas; (35) lesões radioactivas (ossos e tecidos moles, cistite, etc.); (36) tumores malignos; (37) lesões cancerosas.); (36) tumores malignos (com radioterapia ou quimioterapia); (37) otite; (39) cefaleia angioneurótica; (40) cefaleia pustulosa; (41) psoríase; (42) pitiríase rósea ; (43) esclerose múltipla; (44) síndroma de Guillain-Barré agudo; (45) úlcera oral recorrente; (46) íleo paralítico; (47) asma brônquica; e (48) síndroma de dificuldade respiratória aguda.(108)

As aplicações de oxigénio hiperbárico aprovadas pela Undersea and Hyperbaric Medical Society (UHMS) são (1) embolia por ar ou gás; (2) doença descompressiva; (3) envenenamento por monóxido de carbono e inalação de fumo; (4) anemia devida a perda excecional de sangue; (5) mionecrose clostridial (gangrena gasosa); (6) infecções necrosantes dos tecidos moles; (7) osteomielite (refractária); (8) abcesso intracraniano (suplemento); (9) lesões tecidulares irradiadas; (10) contusões, síndrome compartimental, outras causas traumáticas de isquémia periférica aguda; (11) enxertos e retalhos cutâneos (em risco); (12) promoção da cicatrização de feridas selecionadas; (13) queimaduras térmicas.(109)

As contra-indicações absolutas para a OHB incluem: (1) pneumotórax ou pneumomediastino não tratados; (2) alto risco de aspiração, por exemplo, em pacientes comatosos, inconscientes ou semiconscientes; (3) insuficiência respiratória que requer suporte respiratório mecânico (quando se usa uma câmara de assento único); (4) implantação de tipos antigos de pacemakers; (5) convulsões não controladas; (6) espécies não-mamíferas devido a diferenças na fisiologia e/ou anatomia respiratórias.(112)

As contra-indicações à OTHB incluem: (1) infecções do trato respiratório superior; (2) asma; (3) gravidez; (4) história de pneumotórax espontâneo.(112)

4.6 Os efeitos do oxigénio hiperbárico nos microrganismos

A utilização da oxigenoterapia hiperbárica (OTH) em casos de infeção começou em 1961, quando Brummelkamp & Boerema, em Amesterdão, relataram o primeiro tratamento bem sucedido de gangrena gasosa em seres humanos.(113) *A miosite clostridial* com mionecrose (gangrena gasosa) é uma situação de emergência aguda de desenvolvimento rápido, caracterizada por uma infeção invasiva dos músculos pela bactéria Clostridium gram-negativa anaeróbia formadora de esporos, mais frequentemente *C. perfrigens*.(104) Ao longo das últimas décadas, foi realizada uma grande quantidade de investigação experimental e clínica sobre os efeitos da elevada pressão de oxigénio nas bactérias, nos mecanismos de defesa do organismo e no processo de cura.(113)

As bactérias podem ser classificadas nos seguintes grupos, de acordo com a sua tolerância ao oxigénio: (1) bactérias aeróbias estritas, que necessitam absolutamente de oxigénio molecular para crescer, sendo o oxigénio o último aceitador de electrões obrigatório; (2) bactérias microaerófilas, que podem utilizar o oxigénio, mas crescem melhor em concentrações de oxigénio inferiores às do ar; (3) Os aero-anaeróbios ou anaeróbios facultativos, que se desenvolvem com ou sem oxigénio, sendo o seu metabolismo baseado na respiração ou na fermentação (estafilococos e enterobactérias); (4) anaeróbios aerotolerantes que também podem desenvolver-se na presença de oxigénio molecular, mas que se desenvolvem melhor sem oxigénio (estreptococos e enterococos); (5) bactérias anaeróbias estritas com metabolismo anoxibiótico, para as quais o oxigénio molecular é letal.[(113)] O oxigénio molecular é relativamente inerte, mas pode reagir com moléculas orgânicas para produzir intermediários altamente reactivos: os radicais livres ou espécies reactivas de oxigénio (ROS). A formação e a acumulação de radicais livres estão na origem do efeito bactericida e bacteriostático da elevada pressão de oxigénio. É geralmente aceite que as bactérias que não possuem mecanismos de defesa contra os radicais livres são mais vulneráveis a um aumento da pressão de oxigénio.[(113)]

Foi demonstrado que o oxigénio hiperbárico tem um efeito fungistático em várias espécies de fungos, incluindo o Aspergillus. Os fagócitos, em particular os macrófagos e os neutrófilos, desempenham um papel importante na luta contra as infecções fúngicas. A sua ação fungicida contra as espécies de Aspergillus é mediada por diferentes intermediários de oxigénio e a sua capacidade de matar é diretamente proporcional ao oxigénio disponível. Além disso, a atividade fungicida dos macrófagos alveolares pulmonares é reforçada quando estes são expostos a 100% de oxigénio.[(29)] Outra vantagem potencial da OTH poderia residir na sua ação sobre a fosfolipase. Existe uma teoria crescente de que as fosfolipases desempenham um papel importante na patogénese de certas infecções fúngicas, como a aspergilose, a candidíase e a criptococose. Estes grupos de enzimas têm a capacidade de destruir as células através da hidrólise dos fosfolípidos das membranas. [0]Birch et al. demonstraram que a atividade da fosfolipase C *do Aspergillus fumigatus* é acentuadamente aumentada a 37°C . O seu papel em algumas outras infecções necrosantes, como a gangrena gasosa, foi amplamente estudado.[(29)]

4.7 Oxigenoterapia hiperbárica para infecções necrosantes dos tecidos moles

As infecções anaeróbias dos tecidos moles continuam a ser potencialmente fatais. Embora raras hoje em dia, continuam a ser doenças graves, uma vez que estão frequentemente associadas a complicações sistémicas significativas. Uma vez detectadas, conduzem geralmente rapidamente à morte se não forem imediatamente reconhecidas e tratadas de forma agressiva. Infelizmente, os médicos não estão suficientemente informados sobre o quadro clínico inicial, razão pela qual o tratamento é frequentemente inadequado na fase inicial.[(114)] As infecções necrosantes dos tecidos moles são causadas por flora bacteriana aeróbica, anaeróbica e mista. Algumas destas infecções parecem ser o resultado de uma combinação sinérgica de organismos. A sua taxa de mortalidade pode ser muito elevada, variando entre 20% e 70 ou 80%.[103] As caraterísticas destas infecções são (1) o facto de afectarem diferentes partes do corpo numa grande área e independentemente das barreiras habituais à propagação e (2) o facto de a supuração típica não estar presente, sendo geralmente substituída por uma pequena quantidade de exsudado seroso turvo. Aquando da incisão, o tecido é pálido, necrótico e sangra um pouco. Pode ser facilmente cortado à mão ou com um instrumento rombo. O exame microscópico revela uma infiltração maciça de leucócitos e a presença de áreas necróticas e de microabscessos em desenvolvimento. Os agentes patogénicos estão presentes nestas áreas. O aspeto necrótico destas infecções é explicado pela trombose generalizada, que afecta praticamente todos os pequenos vasos da área infetada. As tromboses múltiplas provocam um edema extenso e uma hipoxia local grave; embora a circulação sanguínea se mantenha nos grandes vasos, não é capaz de oxigenar os tecidos infectados.[114]

As infecções necrotizantes dos tecidos moles também são causadas por vários fungos, como *Mucor, Rhizopus* ou *Mucor*.[115] A fasceíte necrosante (FN) resultante de uma infeção *por* espécies de Candida é extremamente rara. Buchanan et al (2013) relataram um caso invulgar de NF por Candida num doente sem antecedentes de imunodeficiência.[116] Kumar et al (2013) relatam o caso de um doente com mucormicose e diabetes crónica que sofreu necrose do maxilar superior. O fungo entra nos vasos sanguíneos e depois espalha-se através deles. Quando as hifas do fungo entram na corrente sanguínea, podem propagar-se a outros órgãos, como o cérebro ou os pulmões, o que pode ser fatal para o doente. As hifas de Mucor formam trombos nos vasos sanguíneos, reduzindo a permeabilidade dos tecidos e causando necrose. Como resultado, a trombose da artéria maxilar interna ou da artéria palatina descendente pode ser causada pela infeção por mucor.[33]

A oxigenoterapia hiperbárica é considerada um complemento útil da cirurgia e dos antibióticos. Não foram encontrados ensaios controlados e aleatórios sobre infecções necrosantes dos tecidos moles. Não existem ensaios controlados e aleatórios sobre a eficácia da OTHB em infecções necrosantes dos tecidos moles; no entanto, não se pode excluir um benefício clínico. A utilização da OTH como adjuvante das técnicas cirúrgicas e da terapia antibiótica é considerada uma ferramenta aceite na prática clínica. Relatórios anteriores indicam que a mortalidade e a morbilidade nas mesmas formas de infecções necrosantes dos tecidos moles podem ser reduzidas pela OTH concomitante.

4.8 Oxigenoterapia hiperbárica para feridas que não cicatrizam e osteomielite

Uma ferida crónica (que não cicatriza) é definida como qualquer ferida que não cicatriza num prazo razoável utilizando técnicas médicas ou cirúrgicas convencionais. A cicatrização de feridas é um processo biológico altamente integrado, constituído por várias fases distintas mas interligadas. Para cicatrizar, os mecanismos hemostáticos e inflamatórios devem estar intactos. As células mesenquimais devem migrar e multiplicar-se na zona lesada e o colagénio deve ser sintetizado, reticulado e corretamente orientado para dar força à zona cicatrizada.[(117)] A isquémia e a infeção são os factores mais comuns de perturbação da cicatrização.[(118)]

As provas de que a OTH pode promover o processo de cicatrização podem ser resumidas da seguinte forma: (1) A OTH corrige a hipoxia da ferida aumentando o teor de oxigénio do sangue através do oxigénio dissolvido, redistribuindo-o depois para a zona hipóxica criada pela vasoconstrição hiperóxica na zona saudável. Além disso, melhora a microcirculação da corrente sanguínea, aumentando a deformabilidade dos glóbulos vermelhos; (2) a OTHB melhora o metabolismo celular, preserva o ATP intracelular e reduz os danos oxidativos nas células; (3) a OTHB estimula a proliferação de fibroblastos, melhora a síntese da matriz extracelular, aumenta a formação e a deposição de colagénio e promove o crescimento rápido dos capilares e a formação de uma rede de microcirculação funcional; (3) A OTH reduz a formação de edema e aumenta a resistência da ferida; (4) A OTH reduz a infeção da ferida, actuando diretamente sobre as bactérias anaeróbias e aeróbias, aumentando a capacidade microbicida dos leucócitos de núcleo polimórfico (117).

A osteomielite refractária é uma osteíte/osteomielite crónica que não responde apesar do tratamento cirúrgico e antibiótico adequado. A osteomielite é um processo inflamatório agudo ou crónico do osso e da sua estrutura.[(119)] Os princípios básicos do tratamento da osteomielite crónica incluem um desbridamento adequado e uma terapia antibiótica apropriada. Se houver um defeito nos tecidos moles ou no osso, é necessária a reconstrução dos tecidos moles ou a transferência osteocutânea. No entanto, os resultados cirúrgicos nem sempre são óptimos e esta é uma das causas mais comuns de infecções refractárias. A taxa de recorrência na osteomielite crónica refractária é relativamente elevada, uma vez que a cronicidade da osteomielite a torna resistente aos tratamentos convencionais.[(118)]

A oxigenoterapia hiperbárica (OTH) aumenta a tensão de oxigénio nos tecidos e promove a cicatrização dos ossos e dos tecidos moles em tecidos isquémicos, o que foi demonstrado in vitro e in vivo em numerosos estudos. Os possíveis mecanismos da OTH no tratamento da osteomielite são os seguintes (1) A OTH aumenta a tensão de oxigénio nos tecidos; (2) A OTH promove a fagocitose leucocitária no osso e nas feridas com baixa tensão de oxigénio; (3) A tensão de oxigénio ideal promove a osteogénese ou a neovascularização para preencher o espaço morto com tecido vascular ou ósseo; (4) A OTH promove a atividade osteoclástica para remover os resíduos ósseos. A OTH também inibe diretamente o crescimento de organismos anaeróbicos em tecidos hipóxicos.[(118)]

O osso caracteriza-se por uma elevada taxa metabólica e um bom fornecimento de sangue. Por conseguinte, uma redução do fluxo sanguíneo resulta numa desregulação da atividade dos osteoblastos em maior grau do que a atividade dos osteoclastos. A formação de osteoblastos depende do fornecimento de oxigénio à periferia. A terapêutica com OTHB promove a angiogénese e, consequentemente, o fornecimento de sangue aos tecidos, órgãos e ossos. O aumento da tensão de oxigénio e da circulação sanguínea também tem um efeito positivo na redução do inchaço dos tecidos moles. As infecções ósseas são uma indicação reconhecida para a terapia HBOT adjuvante.[(119)]

Embora os antibióticos ajudem a matar os microrganismos nos tecidos moles em redor do local da infeção e a cirurgia remova a parte macroscópica do osso morto e infetado, a OTHB melhora a resposta do hospedeiro ao criar um ambiente mais favorável à morte oxidativa dos leucócitos, à neovascularização e à reabsorção do osso morto e infetado. Os pequenos resíduos ósseos podem ser reabsorvidos durante o tratamento com OTH, mas os esqueletos persistentes têm de ser removidos cirurgicamente. Além disso, a transmissão dos aminoglicosídeos à parede bacteriana depende do oxigénio e é inibida num ambiente hipóxico. Por conseguinte, o tratamento com OTH melhora o transporte e aumenta a eficácia dos antibióticos.[(118)]

4.9 Complicações da oxigenoterapia hiperbárica e toxicidade do oxigénio

As lesões relacionadas com a pressão ou o barotrauma podem afetar qualquer pessoa que participe na terapia hiperbárica. É mais provável que ocorram lesões quando as alterações de pressão/volume são grandes ou ocorrem rapidamente, como durante a fase inicial de pressurização ou descida da pressão atmosférica. Para que o barotrauma ocorra, devem estar reunidas duas condições: (1) uma alteração da pressão ambiente e (2) a transmissão desta pressão a um espaço aéreo que não pode colapsar ou que só pode colapsar parcialmente. A expansão do gás pode romper os tecidos, enquanto a redução do volume de gás pode levar à obstrução dos vasos, ao inchaço das mucosas e a hemorragias. O ouvido médio e os seios nasais, os pulmões, os intestinos, os dentes e os olhos podem ser afectados.[(120)]

Alguns fisiologistas consideram que a concentração de oxigénio na atmosfera é tóxica quando inalada à pressão ambiente normal. Em condições normais, formam-se constantemente radicais livres derivados do oxigénio. As moléculas de radicais livres têm electrões não emparelhados nas suas camadas exteriores, o que as torna quimicamente muito reactivas.[(109)] A consciência da toxicidade do oxigénio só se desenvolveu com a utilização generalizada do oxigénio a alta pressão na medicina, a experiência acumulada no domínio da medicina hiperbárica e o mergulho militar e profissional. É geralmente aceite que a toxicidade do oxigénio se deve à formação de radicais livres de oxigénio (OFR) que excedem a quantidade que pode ser desintoxicada pelos sistemas antioxidantes disponíveis nos tecidos. O oxigénio molecular em si não é tóxico e é apenas moderadamente ativo.[121]

Na mitocôndria, o oxigénio é reduzido a radicais livres, tais como iões superóxido, peróxido de hidrogénio, radicais hidroxilo e radicais de oxigénio singlete. Estes últimos têm o potencial de causar uma peroxidação lipídica nociva nas membranas celulares, oxidar proteínas enzimáticas, perturbar a estrutura e a função das células e, em última análise, conduzir à morte celular. Estes radicais livres são normalmente eliminados por um sistema complexo de mecanismos de defesa antioxidante, incluindo a superóxido dismutase (SOD), a catalase, a glutationa peroxidase e as enzimas de derivação do pentosemonofosfato. O equilíbrio entre a produção e a degradação dos radicais livres determina os danos oxidativos. A sensibilidade dos diferentes órgãos aos danos oxidativos é muito variável.[109]

O sistema nervoso central tem um limiar baixo para os danos oxidativos causados pela OTHB. Isto leva a uma variedade de sintomas, como espasmos musculares, náuseas, perda de campo visual e disforia. A toxicidade pulmonar foi estudada em adultos com pulmões normais, examinando a exposição prolongada de mergulhadores de saturação.(

Capítulo 5

Oxigenoterapia hiperbárica para infecções fúngicas invasivas e mucormicose oral

5.1 Oxigenoterapia hiperbárica para a IFI

A OTH é uma ferramenta potencialmente importante no tratamento de infecções fúngicas invasivas. No entanto, ainda não existem provas da sua utilidade como tratamento padrão para estas infecções. Uma vez que será difícil obter dados conclusivos sobre a importância da OTH nestas infecções, o valor da OTH nestes doentes deve ser avaliado numa base individual.(18) A oxigenoterapia hiperbárica tem sido utilizada em conjunto com o desbridamento cirúrgico agressivo e a terapêutica com anfotericina B para controlar as condições predisponentes subjacentes, promovendo a neovascularização e a subsequente cicatrização.(53)

A hiperoxigenação pressurizada (ou seja, a exposição ao oxigénio a uma pressão ambiente elevada) aumenta significativamente a capacidade de transporte de oxigénio do sangue e o gradiente de pressão de oxigénio através das membranas capilares, melhorando assim a oxigenação dos tecidos. Esta situação é considerada benéfica em situações de hipoperfusão e anaeróbias e é apoiada por dados experimentais que demonstram uma atividade antimicrobiana direta, o restabelecimento ou a melhoria das defesas celulares, efeitos sinérgicos com agentes antimicrobianos e o restabelecimento ou a melhoria da reparação dos tecidos.19) (A OTH pode aliviar a hipoxia tecidular, restaurar o oxigénio para a respiração dos granulócitos, restaurar a função normal dos fibroblastos, aliviar a acidose láctica tecidular e fornecer oxigénio para o mecanismo de oxidação da anfotericina B (AMB).(122) A OTH é uma ferramenta potencialmente importante no tratamento de infecções fúngicas invasivas. No entanto, ainda não existem provas da sua utilidade como tratamento padrão para estas infecções. Uma vez que será difícil obter dados conclusivos sobre a importância da OTH nestas infecções, o valor da OTH nestes doentes deve ser avaliado numa base individual.(18)

A terapia hiperbárica revelou-se eficaz no aumento das taxas de sobrevivência.(27) A oxigenoterapia hiperbárica (HBOT) tem sido utilizada numa tentativa de controlar a infeção. Os especialistas acreditam que a OTH pode ter um efeito fungistático ao reduzir a hipoxia e a acidose dos tecidos.(15,17) A OTH contribui para o tratamento ao reduzir a hipoxia e a acidose dos tecidos causadas pela invasão vascular do fungo.(11) Embora os estudos tenham demonstrado que o oxigénio hiperbárico exerce um efeito fungistático, o efeito mais importante do oxigénio hiperbárico é o de promover a neovascularização seguida de cicatrização em áreas de tecido mal perfundidas, acidóticas e hipóxicas, mas viáveis.(63) Além disso, o tratamento com oxigénio hiperbárico também deve ser considerado. Pensa-se que tem um efeito antifúngico direto e que reduz a hipóxia e a acidose dos tecidos. No entanto, o prognóstico continua a ser mau, com uma taxa de mortalidade entre 30% e 69%.[30] A OTH tem uma ação antifúngica direta in vitro, aumentando a produção de radicais livres à base de oxigénio. Tem também vários efeitos antimicrobianos indirectos e contribui para a cicatrização dos tecidos.[77] Pensa-se que a OTH aumenta a morte dos neutrófilos através do aumento do fornecimento de oxigénio e atrasa ou inibe completamente o crescimento de esporos e micélios de fungos.[51]

A oxigenoterapia hiperbárica tem sido utilizada para complementar o desbridamento cirúrgico agressivo, o tratamento com anfotericina B e o controlo de doenças predisponentes subjacentes, promovendo a neovascularização e a subsequente cicatrização.[14] A OTH pode promover a cicatrização de feridas e aumentar a fagocitose.[123]

Segal at al (2007) realizaram um estudo retrospetivo de 14 doentes tratados com OTHB para avaliar a evolução clínica e os benefícios do oxigénio hiperbárico em doentes com infecções fúngicas devidas a Mucorales ou Aspergillus spp. A maioria dos doentes estava gravemente imunossuprimida, quer devido à terapêutica medicamentosa, quer devido à doença subjacente. Treze dos 14 doentes foram submetidos a cirurgia como parte do tratamento, e todos receberam tratamento antifúngico durante a oxigenoterapia hiperbárica. O número de sessões de OTH variou entre 1 e 44, e sete dos doentes sobreviveram à infeção. Nenhum dos doentes desenvolveu complicações decorrentes do tratamento com HBOT. As infecções fúngicas invasivas devidas a Mucorales ou Aspergillus spp. são infecções fatais em doentes imunocomprometidos. É necessária uma abordagem multimodal para estas infecções. O oxigénio hiperbárico é uma forma possível de tratar estas infecções.[18]

5.2 A utilização da oxigenoterapia hiperbárica na mucormicose oral

A utilização de oxigénio hiperbárico como tratamento adjuvante para a zigomicose tem sido referida desde a década de 1970. O tratamento com oxigénio hiperbárico é geralmente bem tolerado e está associado a um baixo risco de acontecimentos adversos.[19] A oxigenoterapia hiperbárica também tem sido utilizada para tratar a mucormicose.[13,31]

Price e Stevents (1980) relataram a utilização de oxigenoterapia hiperbárica para tratar mucormicose fulminante do maxilar superior, órbita e osso temporal. O doente tinha recusado um tratamento radical e a morte parecia iminente apesar do tratamento médico agressivo para a cetoacidose diabética, anfotericina B e drenagem cirúrgica completa do seio maxilar e do etmoide com descompressão orbital. A introdução de oxigénio hiperbárico baseou-se nas seguintes considerações teóricas: 1. a oxigenação dos tecidos a uma distância das artérias bloqueadas aumentaria a sobrevivência local e reduziria a acidose. 2. a redução da acidose daí resultante abrandaria ou inibiria o crescimento rápido do organismo e 3. o oxigénio em concentração suficiente é fungicida. A rápida progressão da mucormicose foi travada. As culturas de tecidos antes do tratamento com oxigénio hiperbárico revelaram um forte crescimento de *Rhizopus*, enquanto os tecidos cultivados após o tratamento revelaram apenas contaminação bacteriana.(124)

Covarrubias et al (2002) analisaram os registos médicos de doentes com mucormicose encaminhados para a OTH e estavam disponíveis registos médicos completos de 5 doentes com mucormicose encaminhados para a OTH. Todos os pacientes foram tratados com anfotericina B, desbridamento cirúrgico e OHB, e a taxa de sobrevivência foi de 60%.(29)

Uma mulher de 62 anos apresentou-se no serviço de consulta externa com queixas de dor e inchaço na face direita. O exame clínico revelou vermelhidão e inchaço da bochecha direita com fístulas, paralisia do nervo facial direito e inchaço periorbital. O exame intra-oral revelou osso nu necrótico no lado direito do palato duro. O exame histopatológico confirmou a presença de mucormicose. A lâmina microscópica, corada com hemaxoxilina e eosina, mostrou aglomerados de esporos e hifas com ramificação em ângulo reto e sinais de necrose da mucosa sinonasal e do osso. Os antecedentes incluíam DM insulino-dependente não controlada, hipertensão arterial controlada, cirrose hepática por vírus da hepatite C e FESS (cirurgia endoscópica funcional dos seios paranasais) prévia. A oxigenoterapia hiperbárica (OTH) a 2 atmosferas de pressão (ATA) com saturação de oxigénio a 100% foi realizada no pós-operatório imediato e mostrou sinais de melhoria clínica. Durante o tratamento, verificou-se uma melhoria, uma vez que os sintomas diminuíram, o inchaço diminuiu, a secreção cessou e os bordos do defeito cirúrgico apresentaram uma boa cicatrização com tecido vascularizado saudável. O seguimento de um ano mostra uma melhoria clínica; a margem do tecido parece saudável e vascularizada.(125)

Na literatura, os tratamentos complementares propostos para a mucormicose são a OTH e os quelantes de ferro, que melhoram o prognóstico desta doença agressiva. A OTH inibe o crescimento dos fungos e favorece a ação da anfotericina B. Reduz também o risco de fibrose quística. Além disso, promove a cicatrização dos tecidos, estimulando a resposta imunitária e melhorando a oxigenação dos tecidos. Uma revisão da literatura demonstrou que os doentes que recebem terapêutica com OTHB têm taxas de sobrevivência mais elevadas, desde que a doença subjacente possa ser controlada.(72) Outras modalidades de tratamento incluem a heparinização, evitar o uso de esteróides, iodeto de potássio oral, cuidados de apoio com suplementação vitamínica, oxigenoterapia hiperbárica, fator estimulador de colónias de granulócitos (G-CSF) e aplicação tópica de anfotericina-B.(58) Se disponível, deve também ser utilizado oxigénio hiperbárico. Existem atualmente provas de um melhor prognóstico quando é utilizado oxigénio hiperbárico, provavelmente porque suprime a hipoxia nos tecidos locais e aumenta a capacidade dos neutrófilos e macrófagos para os matar.(70) O oxigénio hiperbárico tem sido utilizado como adjuvante do desbridamento cirúrgico agressivo, da terapia com AmB e do controlo de quaisquer doenças predisponentes subjacentes. Embora os estudos tenham demonstrado que o oxigénio hiperbárico tem um efeito antifúngico, o efeito mais importante do oxigénio hiperbárico é promover a revascularização e a subsequente cicatrização em áreas de tecido pouco perfundido, ácido e hipóxico, mas viável.[85] Foi demonstrado que a oxigenoterapia hiperbárica como terapia de apoio aumenta as taxas de sobrevivência em 94%.[69]

O facto de todos os doentes terem envolvimento do seio primário pode indicar que os médicos que os encaminharam estão mais familiarizados com o uso da OTH neste local específico, o que está provavelmente relacionado com os poucos casos relatados de mucormicose do seio que foram tratados com OTH adicional. Relativamente ao atraso no início do tratamento, a OTH parece ter sido iniciada mais tarde do que a WBA e a cirurgia. Este atraso sugere que a OTH foi utilizada como último recurso na maioria dos doentes.[29]

Capítulo 6

Relato de caso e tratamento de um caso suspeito de mucormicose

6.1 Relato de caso

Em 2001, recebemos um encaminhamento de um consultório privado para a clínica de cirurgia oral do Hospital Naval Dr. Ramelan em Surabaya. A paciente era uma mulher de 46 anos com um grande inchaço na bochecha esquerda, que era muito duro. Esta condição era acompanhada por dificuldade em engolir, parestesias na face e trismo. O inchaço era muito doloroso e a doente não conseguiu dormir durante vários dias. Cinco dias antes, tinha sido submetida a uma extração do segundo pré-molar do maxilar superior esquerdo. Antes da extração, a doente gozava de boa saúde, não tinha doenças sistémicas e não tinha tido quaisquer complicações durante a extração dos dentes. Um dia após a extração, sentiu fortes dores na bochecha e desenvolveu os sintomas acima referidos. Consultou novamente o dentista e foi-lhe administrado um antibiótico oral (comprimidos de ciprofloxacina 500 mg, três vezes por dia). Em vez de diminuir, o inchaço aumentou e tornou-se mais doloroso. Na bochecha esquerda, havia uma área de descoloração de 2 cm, de cor avermelhada e preta.

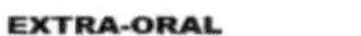

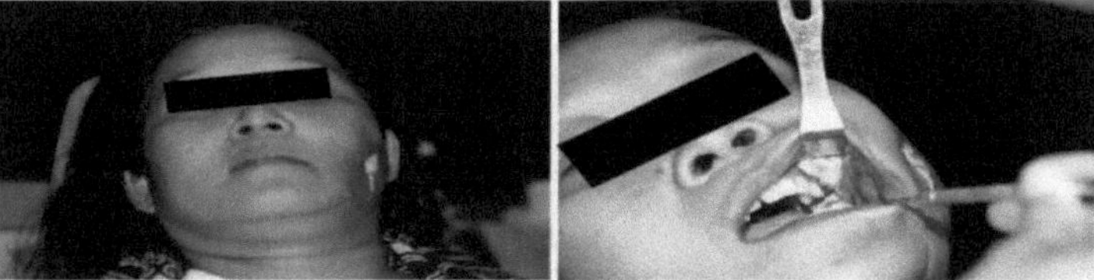

Figura 6.1 O doente suspeito de mucormicose (Laihad et al., 2015)

6.2 Gestão de casos

O paciente tinha sido hospitalizado e tratado, entre outras coisas, com doses elevadas de antibióticos intravenosos (analgésicos, anti-inflamatórios); amostras retiradas da tumefação foram examinadas microscopicamente, cultivadas e submetidas a testes de sensibilidade. O teste revelou a presença *de Escherecia coli* na cultura bacteriana, que era sensível à cefotaxima. A tomografia panorâmica não revelou quaisquer anomalias. Após quatro dias de tratamento com cefotaxima (1 g por via intravenosa por dia) combinada com metronidazol (500 mg duas vezes por dia), o estado do doente não melhorou (por ordem de sintomas, dimensão do edema e sinais vitais), pelo que se optou pela terapêutica com OHB. A OTH foi administrada uma vez por dia durante 12 dias consecutivos. Foram administrados outros medicamentos para controlar os sintomas clínicos sem injeção de antibióticos. Após o tratamento com OTH, através de um orifício de um centímetro na bochecha, no local descolorido de vermelho/preto (porque se tratava de tecido fibrótico), o edema diminuiu. A HBOT ajudou a ferida a cicatrizar, com tecido de granulação na mucosa da bochecha e do palato a delimitar a área necrótica, permitindo que mais tecido afetado fosse salvo e a função normal fosse restaurada. A paciente sentiu-se muito bem, já não se queixava de dores e sentia-se muito melhor. Seis meses após o tratamento, foi submetida a uma cirurgia plástica e registou uma excelente evolução global.

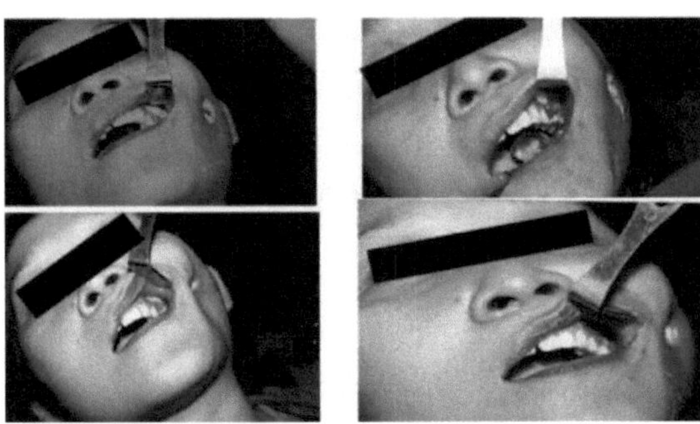

Figura 6.2 Processo de cicatrização de tecidos com HBOT

EXTRA - ORAL **INTRA - ORAL**

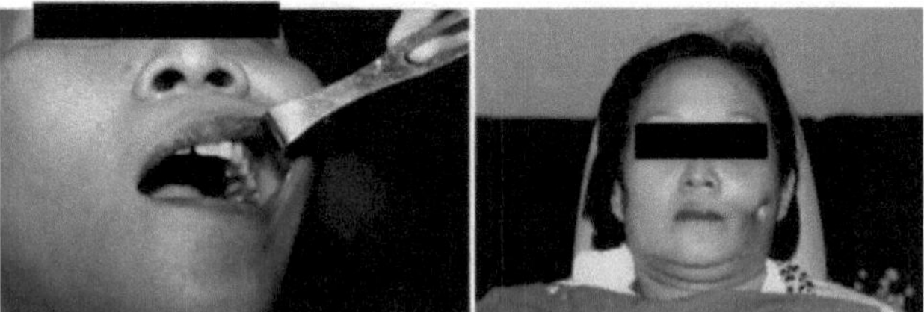

Figura 6.3 Após 12 tratamentos com HBOT

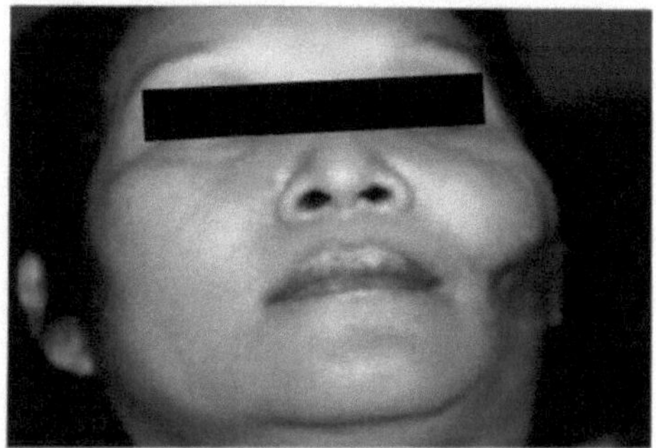

Figura 6.4 Estado do doente após a remoção do tecido necrótico e o encerramento da bochecha

EXTRA - ORAL

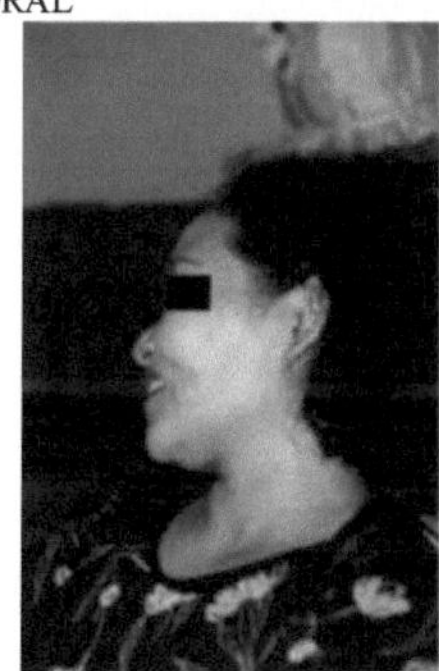

INTRA - ORAL

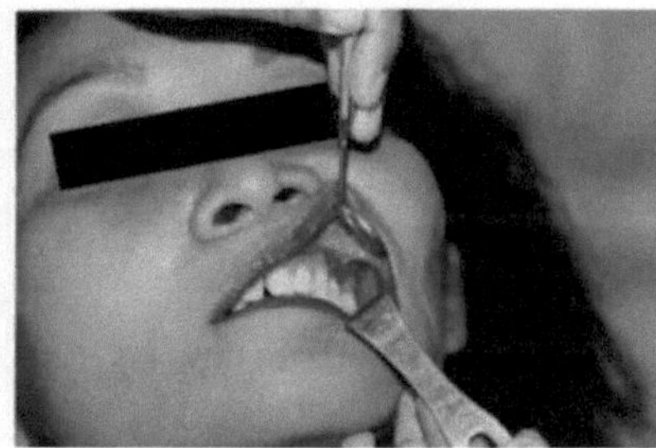

Figura 6.7 Após a cirurgia plástica, seis meses depois

6.3 Discussão

No caso da mucormicose, a propagação agressiva da infeção deve-se à sua natureza angioinvasiva, que leva a trombose, isquémia e necrose dos tecidos circundantes.(126) A necrose óssea também pode ocorrer devido à propagação da infeção da gengiva para o osso.(12) Mohanty *et al* (2012) relataram quatro casos de mucormicose rinomaxilar que se apresentaram como osteomielite crónica.(53) Bakathir (2006) também relatou dois outros casos de mucormicose da mandíbula após extrações dentárias.(57) Auluck (2007) relatou um caso de necrose do maxilar superior devido a mucormicose. A doente tinha sido submetida à extração do segundo e terceiro molares seis meses antes devido a uma saúde periodontal deficiente. Após a extração, o alvéolo nunca cicatrizou totalmente e a doente sofreu dores e desconforto persistentes durante os seis meses seguintes.(12)

Quando este caso foi observado pela primeira vez, suspeitou-se de uma abordagem flegmonar com base nos sintomas e sinais clínicos. O doente foi tratado com medicação adequada à infeção anaeróbia, cultura e teste de sensibilidade. Quando o doente não apresentou melhorias significativas após 4 dias de tratamento, decidimos recorrer à OTH, uma vez que a indicação para OTH inclui infecções necrosantes dos tecidos moles e edema dos tecidos moles. Na altura, a causa desta condição não era clara, até recentemente, quando se registaram muitos casos como este. Após uma reavaliação do caso de 2001, pensa-se atualmente que a causa pode ser uma infeção fúngica invasiva (mucormicose). Esta hipótese baseia-se no facto de se tratar de uma doença aguda que se desenvolveu a partir de uma zona típica do maxilar superior, junto ao seio maxilar; esteve sistematicamente associada a fibrose, estimulada pela extração dentária e que conduziu a lesões da mucosa gengival, que dificilmente responderam ao tratamento com antibióticos. Tratava-se de um caso muito raro e a equipa de tratamento não tinha conhecimento do quadro clínico na altura(127).

A revisão da literatura revelou que muitos casos se encontravam num estado crónico, em que a infeção já tinha penetrado no osso alveolar, e que o único tratamento para esses casos era a cirurgia com anfotericina B (AMB) e oxigenoterapia hiperbárica (OTH) adjuvante. A maioria dos pacientes era imunocomprometida e apenas alguns eram imunocompetentes. A infeção fúngica invasiva é difícil de diagnosticar e o tratamento pode ser ineficaz devido a erros de diagnóstico.[(7,27)]

O diagnóstico precoce deste tipo de infeção é geralmente impraticável e difícil pelas seguintes razões: 1. início tardio dos sintomas associados, como dor ou febre, uma vez que as infecções fúngicas não desencadeiam normalmente um processo inflamatório; 2. falta de diagnóstico precoce. A necrose tecidular e óssea extensa leva o médico a diagnosticar osteomielite, uma vez que esta é a infeção mais comum, a menos que seja orientado pelos resultados da cultura ou pela falha do tratamento com antibióticos; 3. Por este motivo, a histopatologia de uma biopsia de raspagem ou de uma biopsia de tecido pode ser promissora na deteção precoce de fungos.[(69)] Neste caso, a lesão afectava a mucosa gengival do maxilar superior ao nível da mucosa bucal e palatina e a superfície interna da bochecha esquerda. O tratamento acima mencionado confirmou que os antibióticos eram apenas marginalmente eficazes, mas que a oxigenoterapia hiperbárica produzia um resultado positivo após o tratamento.

Este caso realça o conceito de que procedimentos simples, como as extracções dentárias, podem levar a complicações catastróficas para os pacientes. É importante compreender o impacto que os nossos tratamentos podem ter nos doentes. Devemos esforçar-nos por seguir os doentes de perto após os procedimentos para garantir que é alcançada uma cicatrização adequada.[(82)] O conhecimento de complicações potencialmente devastadoras pode ajudar a evitar as consequências infelizes aqui descritas. Neste caso, um diagnóstico preciso e precoce e um tratamento rápido e agressivo foram essenciais para conter a infeção, uma vez que a mucormicose pode conduzir a uma elevada mortalidade e morbilidade. O diagnóstico deste fungo conhecido deve ser mais uma vez reavaliado neste caso.

As infecções fúngicas invasivas, como a mucormucose, são difíceis de diagnosticar e tratar adequadamente. Dado que a doença progride rapidamente e está associada a uma elevada taxa de mortalidade, nunca é demais realçar a necessidade de deteção precoce e tratamento imediato. Em todos os casos relatados de mucormicose, a OTH foi utilizada como adjuvante da terapia antifúngica e da tentativa de cirurgia. Neste caso relatado, a OTH teve um papel importante como tratamento inicial, antes da terapia antifúngica e da cirurgia.

Capítulo 7

Estudo preliminar in vitro do efeito da HBOT na estirpe CBS 110.17 de Rhyzopus Oryzae (agente da mucormicose)

7.1 Materiais e métodos

[60]*Rhizopus Oryzae* estirpe CBS 110.17 (agente de mucormicose) 10 foi cultivado em meio de ágar Saboraud, 20 ɥi e incubado durante 72 horas a 37 C em placas de controlo e de tratamento. O fungo foi tratado com oxigénio hiperbárico duas vezes por dia durante 7 dias, 2,4 ATA 3x30 minutos. [(122)0]Oito placas de meio de ágar Sabouraud foram cultivadas com 20 ɥi de 106 CFU/mL *de Rhizopus oryzae* e incubadas a 37 C por 72 horas. As placas foram então divididas em 2 grupos, um grupo de controlo e um grupo tratado, cada um composto por 4 placas. O grupo de controlo não foi tratado e o grupo de tratamento foi tratado com HBOT, 2,4 ATA 3x30 minutos duas vezes por dia durante 7 dias.

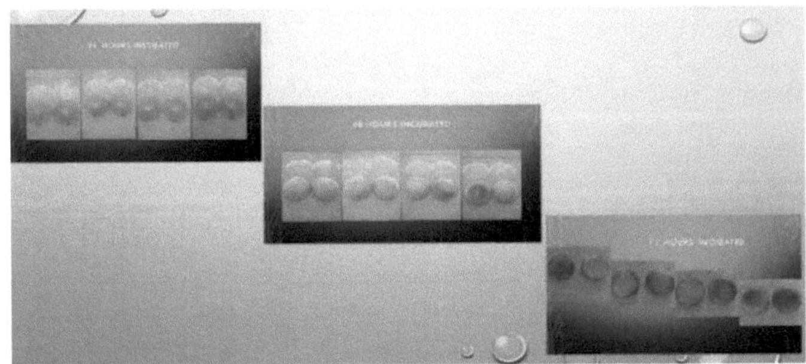

Figura 7.1 Processo de incubação 24, 48 e 72 horas (Fanny M. et al, 2017)

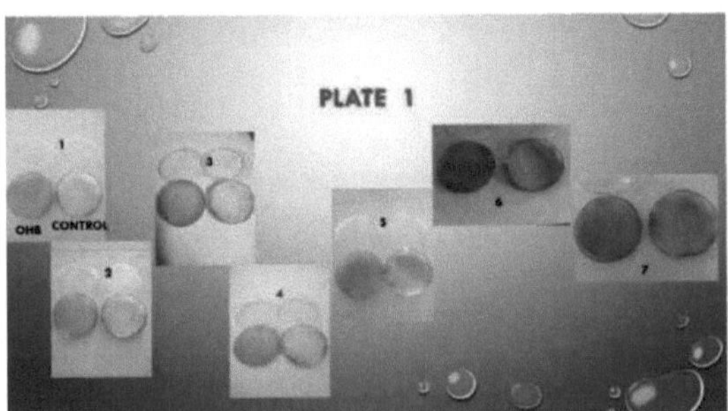

Figura 7.2 HBO e controlo na placa 1

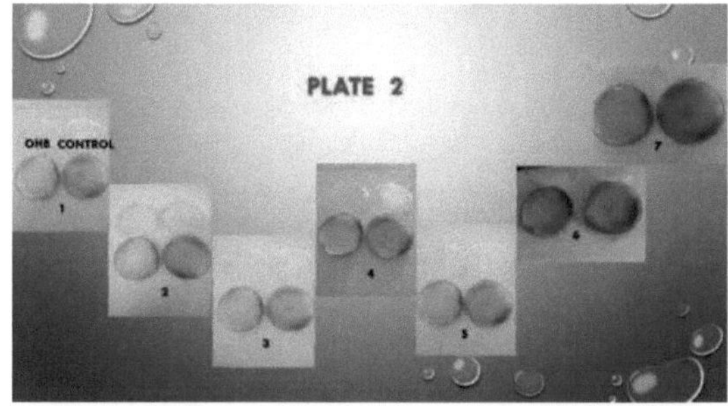

Figura 7.3 HBOT e controlo na placa 2

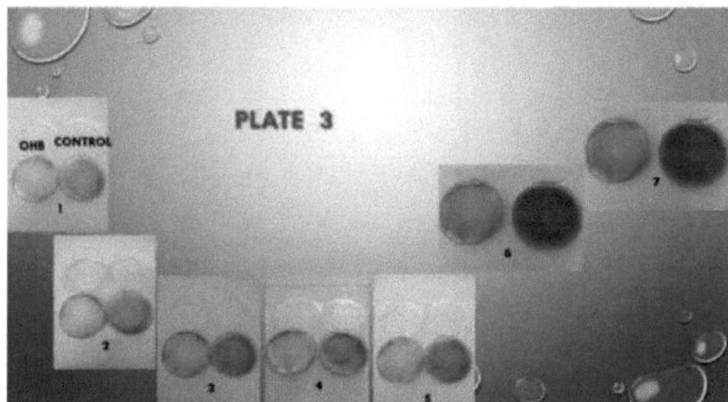

Figura 7.4 HBOT e controlo na placa 3

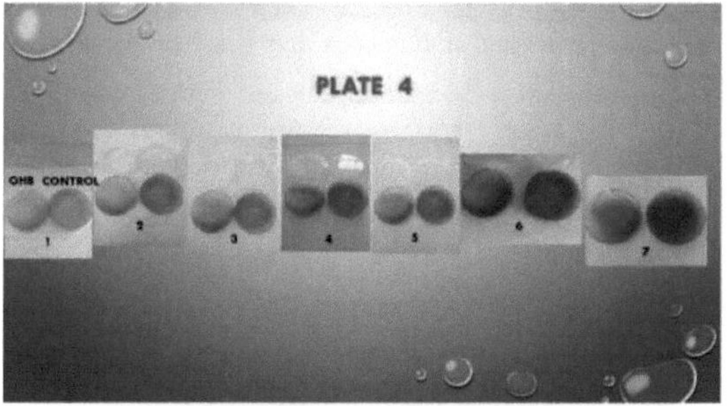

Figura 7.5 HBO e controlo na placa 4

IMAGEM MICROSCÓPICA de RHIZOPUS ORYZAE

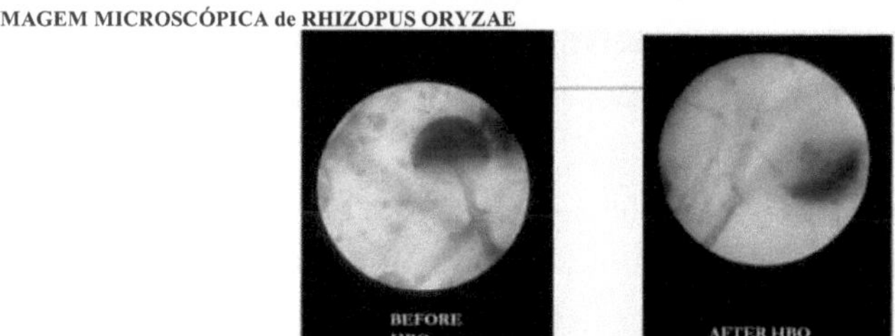

Figura 7.6 Imagens microscópicas

7.2 Resultados

O objetivo deste estudo foi examinar o efeito do oxigénio hiperbárico no crescimento do agente patogénico da mucormicose *Rhizopus Oryzae* estirpe CBS 110.17 após catorze tratamentos com oxigénio hiperbárico sob os aspectos macroscópicos e microscópicos (122).

O crescimento da colónia após 72 horas de incubação apareceu como uma colónia preta filamentosa na superfície do ágar Sabouraud. Após o tratamento com HBOT, as colónias eram mais claras do que no grupo de controlo. O exame microscópico mostrou que a morfologia do fungo foi danificada no grupo tratado. Este resultado sugere que o tratamento com HBOT tem um efeito na estirpe CBS 110.17 de *Rhizopus oryzae.* Os pormenores do mecanismo da atividade antifúngica da HBOT sobre R. oryzae requerem um estudo mais aprofundado.

7.3 Discussão

A mucormicose é uma das infecções fúngicas mais rapidamente progressivas e mortais nos seres humanos. É considerada uma infeção fatal que começa geralmente no nariz e nos seios nasais e é causada pelo *Rhizopus oryzae.* Este organismo coloniza frequentemente a mucosa oral, sendo a forma rinomaxilar ou rinocerebral a mais comum. O fungo penetra nas artérias, causando trombose e subsequente necrose dos tecidos duros e moles.[(53)] As manifestações orais são frequentemente os primeiros sinais após extracções dentárias como portal invasivo. O oxigénio hiperbárico (HBOT) é um meio possível de tratar estas infecções. A terapia HBOT foi utilizada num caso de mucormicose do maxilar superior. A OTH suprime o crescimento fúngico in vitro e tem valor teórico no tratamento da mucormicose em humanos, uma vez que reduz a hipoxia e a acidose tecidulares que acompanham a invasão vascular pelo fungo. O objetivo deste estudo foi examinar o efeito do oxigénio hiperbárico no crescimento do agente patogénico da mucormicose, *Rhizopus Oryzae* estirpe CBS 110.17, após catorze tratamentos com oxigénio hiperbárico, tanto do ponto de vista macroscópico como microscópico (122).

De acordo com a classificação de Schipper e Stalpers (1984), *Rhizopus oryzae* é conhecida como uma espécie com morfologia e caraterísticas fisiológicas intermédias. Estudaram 47 estirpes de 21 espécies e classificaram-nas todas como *Rhizopus oryzae*, porque são fundamentalmente indistinguíveis.[(126)]

Rhizopus oryzae é um fungo zigomiceto filamentoso, patogénico por esporos e causador de mucormicose.[(129)] *O Rhizopus oryzae* é o agente patogénico predominante em quase 90% dos casos de mucormicose rinocerebral, em que estes micróbios podem ser cultivados a partir da cavidade oral, da passagem nasal, da faringe e das fezes de doentes saudáveis sem sinais clínicos de infeção.[(37)] *O Rhizopus oryzae* é o agente patogénico predominante em cerca de 60% de todas as formas e em 90% dos casos de mucormicose rinocerebral.[(30)]

Existem complicações taxonómicas no género *Rhizopus*, em particular a recente proposta de reclassificar *Rhizopus oryzae* (anteriormente sinónimo de *Rhizopus arrhizus*) em duas espécies, *R. oryzae* e *R. delemar*. De acordo com esta nova nomenclatura, a estirpe sequenciada 99 -880 seria reclassificada como *Rhizopus delemar*.[130]

A estirpe Rhizopus oryzae CBS 110.17 é um agente patogénico da mucormicose.[135] O nome anterior de *Rhizopus oryzae* CBS 110.17 é *Rhizopus maydis* , rDNA ITS (AB181303), idhB (AB281572), act-1 (AB281498).[131] A partir dos dados da nomenclatura básica e do banco de espécies, *Rhizopus oryzae* CBS 110.17 da Suíça, isolado por A. Lendner, *fala* H. Zycha (1935), *fala* MAA Schipper (1984) e nome taxonómico: *Rhizopus maydis*.[132]

Os dados sobre a eficácia clínica da HBOT em infecções fúngicas invasivas são ainda limitados.[19] O diagnóstico precoce assegura um melhor prognóstico para os doentes que sofrem desta infeção fúngica que, de outra forma, seria fulminante e fatal. [53][19]São necessários mais estudos experimentais e clínicos para determinar se e como estes tratamentos podem ter impacto no resultado e para determinar que doentes e que infecções podem beneficiar.[13] Aparentemente, a OTH foi iniciada mais tarde do que o AMB e a cirurgia.[29] Finalmente, a OTH contribui para a cicatrização dos tecidos, aumentando o seu teor de oxigénio, restaurando a função normal dos fibroblastos, aumentando a deposição de colagénio e promovendo a secreção de citocinas inflamatórias e a angiogénese.[19]

Capítulo 8

Estudo preliminar in vivo sobre o efeito da HBOT na estirpe CBS 110.17 de Rhyzopus Oryzae (agente da mucormicose)

8.1 Materiais e métodos

Duas marmotas machos (*Cavia cobaya*) com 4 meses de idade e 400 mg de peso, saudáveis e activas, foram desenvolvidas no laboratório de bioquímica da Faculdade de Medicina da Universidade de Airlangga. Após uma semana de aclimatação, uma marmota morreu e o estudo foi prosseguido com uma marmota viva. A marmota foi anestesiada no maxilar superior com 0,2 cc de cetamina intramuscular e 0,1 cc de xilazina intraperitoneal. [(137)][6]Em seguida, foi injetado na mucosa gengival do dente anterior esquerdo 0,3 cm^3 de líquido contendo 10 *Rhizopus oryzae* estirpe CBS 110.17 (agente da mucormicose). [6]No maxilar inferior, o dente anterior esquerdo foi primeiro extraído e, em seguida, foi injetado 0,3 cc de 10 *Rhizopus oryzae* estirpe CBS 110.17. O estado da cobaia foi monitorizado diariamente e, no terceiro dia, o dente anterior esquerdo foi extraído do maxilar superior. Seis dias depois, a cobaia foi tratada com oxigénio hiperbárico (2,4 ATA, 3 x 30 minutos) durante três dias.

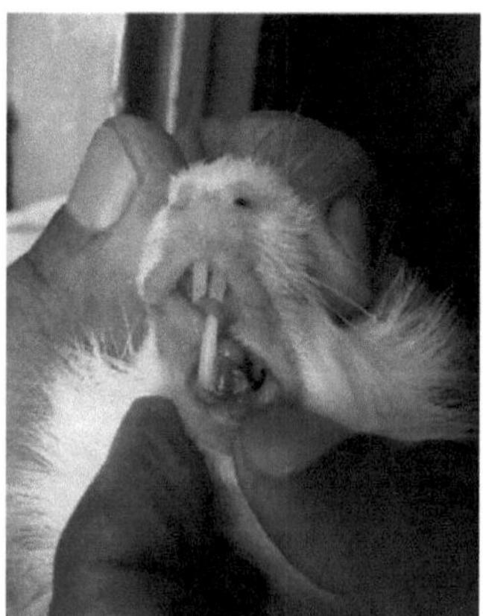

Figura 8.1 Extração de um dente do maxilar inferior seguida de uma injeção em cogumelo

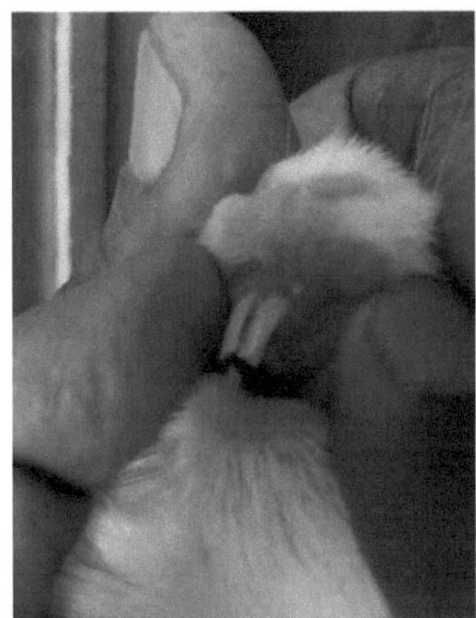

Figura 8.2 Dois dias após a injeção de cogumelos no maxilar superior (sem sinais de infeção)

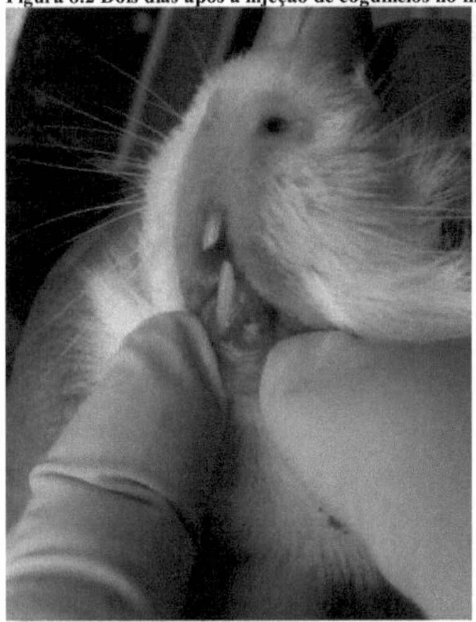

Figura 8.3 O estado da gengiva infetada no maxilar inferior

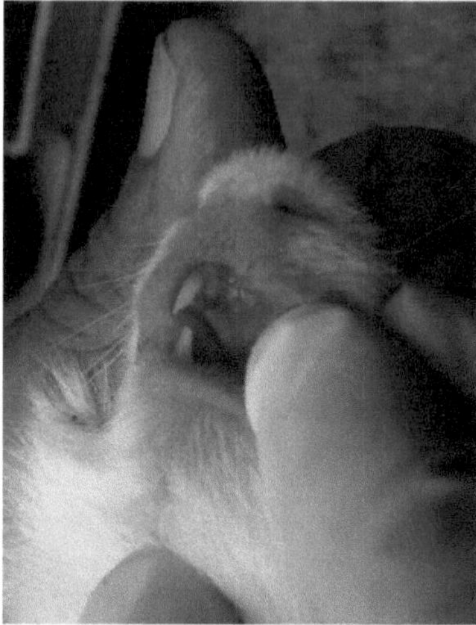

Figura 8.4 Três dias após a extração de um dente no maxilar superior

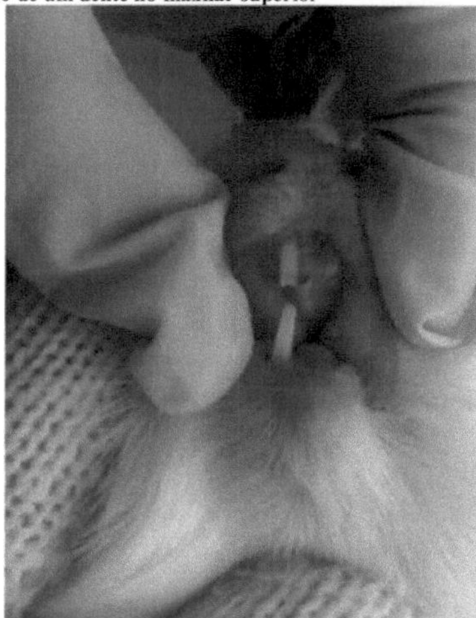

Figura 8.5 Após HBOT na cavidade oral

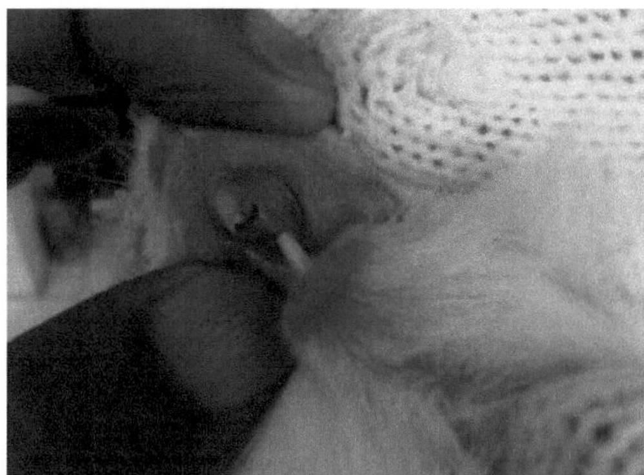
Figura 8.6 Após 3 OHB (maxilar superior)

8.2 Resultados

O objetivo deste estudo foi examinar o efeito da OTHB nas lesões da mucormicose da mucosa gengival após a extração dentária.

Trata-se de um verdadeiro estudo experimental de laboratório, durante o qual foram observados os efeitos da OTHB na mucosa da maxila e da mandíbula, com o objetivo de apoiar novas investigações.

[6]Após a injeção de 10 *Rhizopus oryzae* estirpe CBS 110.17 na mucosa gengival do maxilar superior, não apareceram sinais de infeção fúngica. Este facto é consistente com a afirmação de Ahamed e Thobaiti (2014) de que esta infeção é difícil de diagnosticar, uma vez que não são visíveis sinais clínicos de infeção. Após a extração do dente do maxilar superior no terceiro dia após a injeção do fungo, a ferida não cicatrizou, mas espalhou-se e danificou o tecido e o osso. Durante os três dias de oxigenoterapia hiperbárica, verificou-se uma melhoria acentuada do tecido e do osso de dia para dia.

No maxilar inferior, o estado da cobaia após a extração do dente e a injeção da micose parecia inicialmente normal, sem qualquer alteração. Após 24 horas, a ferida da extração do dente estava coberta por uma camada fina. Após a terapia hiperbárica, o tecido volta ao normal. As infecções fúngicas sistémicas/invasivas não apresentam sinais clínicos de inflamação da mucosa oral. As manifestações orais desta infeção surgem após a extração do dente.

8.3 Discussão

As lesões do tecido mucoso da gengiva maxilar, que surgem na cavidade oral após a extração de um dente devido a uma infeção fúngica, são difíceis de diagnosticar e tratar e podem levar a complicações graves para o doente. O aparecimento de lesões teciduláres na mucosa gengival do maxilar superior é indicado por infecções fúngicas invasivas de mucormicose e aspergilose causadas por extracções dentárias.[12] As infecções fúngicas invasivas da cavidade oral são difíceis de diagnosticar e tratar, uma vez que não existem sinais clínicos prévios na cavidade oral para além da condição sistémica do doente.[133] De acordo com os relatórios, existem mais de 30 casos em todo o mundo e é provável que este número continue a aumentar.[24]

[49]A mucormicose é uma infeção fúngica oportunista que afecta menos de duas pessoas num milhão ( ). No entanto, estas infecções são potencialmente fatais em 50-100% dos casos.[63] A mucormicose é uma das infecções mais rapidamente progressivas e fatais nos seres humanos, começando geralmente na cavidade nasal e nos seios nasais. Estes fungos entram através das artérias e formam trombos nos vasos sanguíneos, interrompendo o fornecimento de sangue e causando necrose nos tecidos duros e moles.[134]

Rhizopus é a espécie pré-patogénica predominante em todos os casos de mucormicose rinocerebral. Este micróbio pode ser cultivado a partir da cavidade oral, do nariz e da garganta sem sinais clínicos de infeção.[37] A estirpe CBS 110.17 de *Rhizopus* oryzae é o agente patogénico da mucormicose utilizado neste estudo.[135]

A oxigenoterapia hipoestável é uma forma possível de tratar esta infeção.[18] A OTH é utilizada em casos de mucormicose no maxilar superior. A OTH suprime o crescimento fúngico in vitro e tem valor teórico no tratamento de pacientes com mucormicose, uma vez que reduz o desenvolvimento de hipoxia e acidose tecidular, que desempenham um papel na invasão do fungo.[136] A OTH é uma das terapias utilizadas para além dos agentes antifúngicos e da intervenção cirúrgica, mas só recentemente começou a ser utilizada como terapia de suporte.[29]

Um estudo preliminar in vivo demonstrou que a oxigenoterapia hiperbárica tem um efeito na reparação do tecido da mucosa gengival danificado pela infeção por mucormicose, tanto no maxilar superior como no inferior, após a extração de um dente. No maxilar inferior (mandíbula), onde o dente é extraído pela primeira vez e o fungo é depois injetado, há uma diferença no dano tecidular em comparação com o maxilar superior, onde o fungo é injetado pela primeira vez e o dente é extraído ao terceiro dia. Os danos nos tecidos são mais graves no maxilar superior do que no inferior, mas após a terapêutica com HBOT, a cicatrização é melhor no maxilar superior do que no inferior.

Capítulo 9

Resumo e conclusão

9.1 Resumo

A mucormicose é uma infeção fúngica potencialmente fatal que ocorre frequentemente em doentes imunocomprometidos. Estas infecções estão a tornar-se cada vez mais comuns, mas as hipóteses de sobrevivência continuam a ser baixas. Como a mucormicose é rara na cavidade oral, pode representar um dilema diagnóstico e terapêutico para aqueles que não estão familiarizados com a sua apresentação clínica. Uma melhor compreensão da patogénese da doença pode conduzir a futuros tratamentos. O diagnóstico e o tratamento precoces da lesão têm a vantagem de permitir a sua localização e reduzir a probabilidade de disseminação para os tecidos adjacentes.[(82)] Várias fontes indicam que a mucormicose é uma infeção fúngica muito perigosa que se manifesta na cavidade oral sob a forma de uma ferida no céu da boca, havendo frequentemente um historial de extracções dentárias, tanto no maxilar superior como no inferior, com feridas que não cicatrizam. Em muitos casos, a extração dentária relatada pode ser um gatilho para a infeção por mucormicose.

A oxigenoterapia hiperbárica é particularmente importante quando se suspeita de uma infeção por mucormicose e a infeção não é generalizada. Embora seja incapacitante, o doente pode ser ajudado. A oxigenoterapia hiperbárica pode ser utilizada como tratamento inicial para infecções por mucormicose após a extração de dentes na ausência de resposta a antibióticos, pelo que as acusações são de infecções fúngicas. As medidas preventivas da infeção não são generalizadas e requerem uma ação rápida e imediata, uma vez que esta infeção é muito progressiva e aguda e se propaga rapidamente, ao passo que a cultura de fungos leva tempo.

Num estudo preliminar in vitro, o oxigénio hiperbárico influenciou as propriedades das colónias do agente patogénico da mucormicose *Rhizopus oryzae* estirpe CBS 110.17, tanto macroscopicamente como microscopicamente. No futuro, a terapia HBOT poderá ser utilizada em conjunto com a terapia antifúngica e a cirurgia para tratar a mucormicose.

O estudo preliminar in vivo observou os sintomas clínicos das marmotas infectadas com mucormicose. A oxigenoterapia hiperbárica melhora os tecidos do maxilar superior e inferior danificados pela infeção por mucormicose.

Vários relatos de casos sobre o tratamento de infecções por mucormicose indicam que o oxigénio hiperbárico é administrado como último recurso após a cirurgia e que os agentes antifúngicos são administrados apenas como tratamento adjuvante, enquanto as infecções por mucormicose devem ser tratadas sem demora. O dentista deve reconhecer esta infeção por mucormicose pelos seus sintomas clínicos para poder tratá-la corretamente.

Hoje em dia, os dentistas podem ser confrontados com pacientes cujo estado geral de saúde está comprometido. Temos de ser cuidadosos na execução de procedimentos e no acompanhamento destes doentes para garantir que ocorre uma cicatrização adequada (82).

9.2 Conclusão

Ao analisar revisões da literatura, relatos de casos, estudos preliminares in vitro e in vivo, pode concluir-se que: (1) a oxigenoterapia hiperbárica pode ser utilizada em doentes com infeção por mucormicose na cavidade oral; (2) a oxigenoterapia hiperbárica pode ser utilizada mais precocemente, na presença de sinais clínicos de infeção por mucormicose e de uma má resposta aos antibióticos; (3) Deveria considerar-se a utilização da OTHB como profilaxia durante procedimentos orais, particularmente em casos que requerem anestesia geral, a fim de evitar o desenvolvimento de mucormicose ou outras infecções fúngicas em doentes imunodeprimidos ou imunocomprometidos, bem como em doentes saudáveis.

Referências

1. Puebla, Luis Enrique Jerez (2012) *Infecções fúngicas em pacientes imunocomprometidos*. Immunology and Micobiology, "Immunodeficiency", livro editado por Krassimir Metodiev, ISBN 978-953-51-0791-0, licenciado sob CC BY.
2. Ramana KV, Kandi S, Bharatkumar PV, Sharada CH V, Rao R, Mani R, Rao SD (2013). *Infecções fúngicas invasivas - uma visão geral abrangente*. Jornal Americano de Doenças Infecciosas e Microbiologia, 1(4):64-69
3. Martin, G.S., Mannino, D.M., Eaton, S., e Moss, M. (2003). *A epidemiologia da sépsis nos Estados Unidos de 1979 a 2000*. N. Engl. J. Med. 348, 15461554.
4. Hawksworth, D. (2001). *The extent of fungal diversity: the estimate of 1.5 million species revisited*. Mycol. Res.105, 1422-1432.
5. Hom F, Heinekamp T, Kniemeyer O, Pollmacher J, Valiante V, Brakhage AA (2012) *Biologia do sistema de infeção fúngica. Fronteiras em Microbiologia / Imunologia Microbiana*. abril /Volume 3/Artigo 108.
6. Rickerts, V., Fredricks, D.N. (2012) *Diagnóstico tecidular de infecções fúngicas invasivas: limitações actuais e utilização crescente de técnicas moleculares*. Relatórios actuais sobre infecções fúngicas, 6(3), pp. 221-228.
7. Brown GD, Denning DW, Gow NA, Levitz SM, Netea MG, White TC.(2012) *Assassino Oculto: Infeção Fúngica Humana*. Sci Transl Med 4, 165 Rv 13.
8. Oswal NP, Gadre PK, Sathe P, Gadre KS (2012) *Mucormicose da mandíbula com resultado adverso*. Relato de caso em Medicina Dentária Volume 2012, Artigo ID 257940, 4 páginas.
9. Deepa AG, Nair BJ, Sivakumar TT, Joseph AP.(2014) *Infecções fúngicas oportunistas incomuns da cavidade oral: Uma revisão*. Jornal de Patologia Oral e Maxilofacial vol : 18/ Edição :2 / páginas : 235 - 243
10. Khiste,J.A., Bolde,S.A.,Pandit,G.A., Tamboli,N.A.(2013) *Mucormicose do seio maxilar num doente imunocompetente mascarando neoplasia: relatório do estudo*. Jornal Internacional de Patologia Oral e Maxilofacial Vol. 4. no. 4
11. Nallapu V., Vuppalapati HB., Sambhana S., Balasankulu B (2015) *Rhinocerebral mucormycosis*. Jornal da Academia Indiana de Medicina Oral e Radiologia Volume:27 Edição:1 Página:147-151
12. Auluck Ajit (2007) *Necrose da mandíbula devido a mucormicose - relato de um caso e revisão da literatura. Med Oral Patol Oral Cir Buccal*;12:E360-4.
13. Garlapati K., Chavva S., Vaddeswarupu R.M., Surampudi J.(2014) *Mucormicose fulminante com envolvimento dos seios paranasais: um relato de caso raro*. Relatos de casos em Odontologia, Volume 2014, Artigo-ID 465919, 4 páginas.
14. Arya S., Sharanamma B., Patil N., Anitha B., Bhateja S., Basavaraj, (2015) *Forma rinomaxilar de mucormicose causando sinusite: um relato de caso raro com revisão da literatura*. Jornal de medicina oral, cirurgia oral, patologia oral e radiologia oral;1(1):39-44
15. Wadhawan R., Lustra K., Reddy Y., Solanki G (2015) *Mucormycosis; Deadlier infection: an Overview*. Ata Biomedica Scientia;2(1):11-15.
16. Morace Giulia e Borghi Elisa.(2012) *Invasive mold infections : Virulence and pathogenesis of Mucorales*. International Journal of Microbiology , Volume 2012, Artigo-ID 349278, 5 páginas.
17. Yen MT, Cunha BA.(2011) *Treatment and management of rhinocerebral mucormycosis*. Medscape reference: Doenças e Procedimentos com Medicamentos.
18. Segal E, Menhusen M.J., Shawn S. (2007) *Oxigénio hiperbárico no tratamento de infecções fúngicas invasivas: uma experiência num único centro*. Isr Med Assoc J, maio;9(5):355-7.
19. Tragiannidis A., Groll A.H.,(2009) Hyperbaric *Oxygen Therapy and other adjunctive treatments for cygomycosis*. Clinical Microbiology and Infection, 15:82-86.doi:10.iiii/j.1469-0691.02986.x
20. Gopalakrishnan S. (2012) *Mucormycosis - uma série de casos*. Otolaryngology online journal vol 2 issue 2 . 1ssn 2250-0359
21. Reddy MGC, Babu VR, Kumar MD, Rao VE (2015) *Mucormicose: um relato de caso*. J Res Adv Dent;4:1s:29-32
22. Laihad Fanny M, I Ketut Sudiana, M. Guritno Suryokusumo (2015) *Relato de caso: O diagnóstico, tratamento e resultado de um caso raro suspeito de mucormicose* Pinnacle Medicine & Medical Sciences ISSN:2360-9516, Vol2(2), Article ID pmms_174,502-505.
23. Badiee P.; Hashemizadeh Z.(2014).*Infeção fúngica invasiva oportunista: diagnóstico e gestão clínica*. Indian J Med Res.Feb;139(2):195-204
24. Loebnitz CM, Ostermann H., Franzke A., Loeffler J., Uharek L., Topp M., Einsele H. (2013).

Aspectos imunológicos das infecções fúngicas sistémicas por Candida e Aspergillus. Hindrawi Publishing Corporation Perspectivas Interdisciplinares em Doenças Infecciosas Volume 2013, Artigo ID 102934, 7 páginas

25. Schmidt, J.M., Poublon, R.M.L.(1998) *Micose rinocerebral em pacientes imunocomprometidos. Um relato de caso e revisão da literatura.* Rhinology, 36, 90-93
26. Shoham S., Levitz SM (2005). *A resposta imunitária às infecções fúngicas.* British Journal of Haemotology, volume 129, número 5, junho, páginas 569-582.
27. Alfano C, Chiummariello S, Dessy LA, Bistoni G, Scuderi N (2006) *Combinação de mucormicose* e aspergilose da região rinocerebral.in vivo 20:311-316
28. Gubta AK e Kalsotra G. (2009) *Rinomicose cerebral: protocolo de modalidade combinada.* Clínicas de otorrinolaringologia: uma revista internacional, setembro - dezembro;1(1):49-54
29. Covarrubias, L. G., Barratt, D. M., Bartlett, R., Metzinger, S., Van Meter, K. (2002) *Invasive aspergillosis treated with supplemental hyperbaric oxygenation: a single-institution retrospective clinical series.* South Med J 95(4):450-456.
30. Ammari L, Kilani B, Tiouiri H., Kanoun F., Goubontini A., Mnif E., Zouiten F., Chaker E., Chaabane T.B. (2008) *Mucormicose: quatro relatos de casos.* La Tunisis Medicale - ; vol 86 (n 02) : 165-168.
31. Fogarty C , Regennitter F, Viozzi CF.(2006) *Infeção fúngica invasiva do maxilar após extração dentária num paciente com doença pulmonar obstrutiva crónica. J Can Dent Assoc*;72(@):149-5
32. Krishnan PA.(2012). *Infeção fúngica da mucosa oral.* Indian J Dent Res. setembro-outubro;23(5):650-9.
33. Kumar JA, Babu P, Prabu K, Kumar P.(2013) *Mucormicose no maxilar: reabilitação do defeito facial com próteses provisórias amovíveis: um relatório clínico. J Pharm Bioall Sci ;5:163-5*
34. Sethi P, Saluja R, Jindal N, Singh V. (2012) *Aspergilose invasiva num hospedeiro imunocompetente. J Oral Maxillofac Pathol; 16:297-300*
35. Patil PM, Bhadani P. (2011) *Necrose maxilar extensa após extração dentária. J Oral Maxillofac Surg* 69:2387-2391.
36. Taneja T, Saxena S, Anggarwal P, Reddy V. (2011) *Infeção fúngica envolvendo o seio maxilar - uma tarefa de diagnóstico difícil. J Clin Exp Dent.* ;3(2):e172-6
37. Madan R, Barde D, Rawlani S, Chandak R. (2013) *Necrose da mandíbula devido à mucormicose: um relato de caso.* J MGIMS, março de 2013, Vol 18, No (i), 67-70
38. Ibrahim AS, Spellberg B, Walsh TJ, Kontoyiannis DP.(2012). *Patogénese da mucormicose.* Clin infect Dis 54 suppl 1 : S16 - S22
39. Spellberg B., Edwards J., Ibrahim A. (2005) *Novel perpectives on Mucormycosis: Pathophysiology, presentation and management.* Clin Microbiol Rev Jul;18(3):556-69.
40. Ibrahim AS, Kontoyiannis DP (2013). *Atualização sobre a patogênese da mucormicose.* Curr Opin Infect Dis. December;26(6):508-515
41. Kwon Chung KJ (2012). *Taxonomia dos fungos que causam mucormicose e entomophthoramycosis (zigomicose) e nomenclatura da doença: perspectivas da micologia molecular.* Clin Infect Dis. Fev;54:s8-s15
42. Hoffmann K., Pawlowska J., Voigt K. (2013). *A estrutura familiar dos Mucorales: uma revisão sinóptica baseada em genealogias multigênicas abrangentes.* Persoonia Jun ;30:57-76
43. Hilal AA, Taj-Aldeen SJ, Mirghani AH, (2004). *Mucormicose rino-orbital secundária a Rhizopus oryzae: relato de um caso e revisão da literatura.* Ear Nose Throat J;83:556,558-560,562
44. Ma L-J, Ibrahim AS, Skory C, Grabherr MG, Burger G,dkk.(2009). *A análise genómica do fungo da linhagem básica rhizopus oryzae revela uma duplicação do genoma completo.* PloS Genet 5(7) : e1000549. Doi:10.1371/journal.pgen. 1000549.
45. Fanny M. Laihad, I Ketut Sudiana, Guritno S. (2017). *O efeito do oxigénio hiperbárico no crescimento do agente Mucormycosis rhizopus oryzae estirpe CBS 110.17 (um estudo preliminar in-vitro).* Revista académica de medicina Vol. 5(1),pp 1420, abril
46. Gryganskyi AP, Lee SC, Litvintseva AP, SmithME, Bonito G. et al. (2010). *Estrutura, função e filogenia do locus de acasalamento no complexo Rhizopus oryzae.* Plos ONE 5(12):e 15273.doi:10.1371/journal.pone.0015273
47. Paultauf A. (1885).*mycosis mucorina.* Arco de Virchowa (a);102:543-9
48. Hingad N., Kumar G., Deshmukh R. (2012). *Mucormicose oral com lesão necrotizante em paciente diabético: relato de caso.* Jornal Internacional de Patologia Oral Maxilofacial 3(3):08-12.
49. Bouza E, Munoz P, Guinea J. (2006) *Mucormicose: uma nova doença?* Clin Microbiol Infect ;12:7-23
50. Zucker AM (1992). *Mucormicose.* Clin Infect Dis ;1:s126 -s129

51. Sujatha RS., Rakesh N., Deepa J., Ashish L., Shridevi B (2011) *Mucormicose cerebral do rinoceronte.* J Clin Exp Dent;3(3):e256-60.
52. Alam K., Qadri S., Alam F., Quadri S. (2016). *O efeito prejudicial da mucormicose da mandíbula revelando-se um osteossarcoma.* Muller J Med Scires (série online);7:79-81
53. Mohanty N, Misra S.R., Sahoo S.R., Mishra S., Vasudevan V., Kailasam S (2012) *Mucormicose rinomaxilar disfarçada de osteomielite crónica: uma* série *de quatro casos raros com revisão da literatura.* J Indian Aca Oral Med Radiol ;24(4):315-323
54. Limongelli WA, Clark MS, Saglimbene R, Baden E, Washington JA, Williams. AC.(1975) *Tratamento bem sucedido de mucormicose mucocutânea após extração dentária num paciente com diabetes não controlada.*Journal of Oral Surgery 33:9 Sep pg 705-12
55. Mallis A., Mastronikolis SN., Naxakis SS., Papadas AT.(2010) *Rhinocerebral mucormycosis: an update.* Jornal Europeu de Ciências Médicas e Farmacológicas; 14:987-992
56. Bharathi R., Arya AN.(2012). *Mucormicose num doente imunocompetente.* J Oral Maxillo Pathol. maio-agosto; 16(2): 308-309
57. Bakathir AA (2006). *Mucormicose da mandíbula após extração dentária: relato de dois casos.* Sultan Qaboos Univ Med J. dezembro;6(2): 77-82
58. Doni BR., Peerapur BV., Thotappa LH., Hippapargi SB.(2011). *Sequência de manifestação oral na mucormicose rinomaxilar.* Indian J Dent Res ;22:331-5
59. Jayachandran S, Krithika C. (2006) *Mucormicose como perfuração do palato.* Jornal Indiano de Medicina Dentária ;17:139-42
60. Galitis ON, Sachanas S., Apiranthitou MD., Moschogiamis M., Galiti D. et al (2015). *Mucormicose com dor dentária e úlcera palatina num paciente com leucemia mielomonocítica crónica: relato de caso e revisão da literatura.* Relato de caso JMM.
61. Pandey A, Bansal V, Asthana AK, Trivedi V, Madan M, Das A. (2011) *Maxillary osteomyelitis by mucormycosis: report of four cases.* International journal of infectious disease volume 15, issue 1, páginas e66-e69, janeiro .
62. Akhtar MU, Chatha MR., Ali K., Nazir A (2014). *Diabetes mellitus e osteomielite da mandíbula.* Jornal oral e dentário do Paquistão vol 34, No 2 (junho).
63. Goel S., Palaskar S., Shetty V. (2008). *Mucormicose rino-maxilar com extensão cerebral: um relato de caso e uma revisão abrangente da literatura.* O Jornal de Ciências Dentárias na Internet Volume 6 Número 2
64. Tippu SR, Rahman F., Pilania D. (2013) *Mucormicose da maxila - Uma visão geral e relato de caso.* THE CUSP Vol. 10(2) 23-26.
65. Desai V., Pratik P. (2014). *Mucormicose da mucosa oral: um relato de caso raro.* IJPCBS , 4(3), 509-511.
66. Yasdani J., Nezafati S., Arta SA., Ghavimi MA., Ghoreishizadeh A. (2011) *Infeção por Mucormicose em Paciente Saudável.* Jornal Médico da Universidade de Ciências Médicas de Tabriz Vol. 33 No. 4 Out- Nov .
67. Miladipour A., Ghanei E., Nasrollahi A., Moghaddasi H. (2008) *Tratamento bem-sucedido de mucormicose após transplante renal.* IJKD ;2:163-6
68. Ha YY, Lee SK, Park YW, Kim SG, Kim MK, Kim HY (2013) *Sinusite maxilar causada por mucormicose.* J Korean Assoc Maxillofac Plast Reconstr Surg;35(6):432-436.
69. Ahamed SK, Thobaiti YA.(2014) *Mucormicose: um desafio para o diagnóstico e tratamento 2 Relatos de casos e revisão da literatura.* OHDM-vol. 13- No 3- setembro.
70. Amudhan A., Selvamuthukumar SC., Nalini A., Aarthi NV., Hemalatha VT.(2014). *Infeção fúngica penetrando na cavidade oral: um relato de caso raro com revisão da literatura.* Nov - Dez RJPBCS 5(6) página no. 82.
71. Vijayabala GS, Annigeri RG, Sudarshan R. (2013). *Mucormicose em um paciente com cetoacidose adiabética.* Pacífico Asiático. J Trop Biomed; 3(10):830-833.
72. Motaleb HYA, Mohamed MS e Mobarak FA. (2015). *Resultado fatal de mucormicose rino-órbito-cerebral após extração dentária: um relato de caso.* Jornal de Saúde Oral Internacional;7(7):1-4.
73. Ahmed Bilal (2014). *Relato de caso: Reabilitação de um defeito de hemimaxillectomia devido a mucormicose orofacial.* Sch.J.Dent.Sci,;1(1):15-17
74. Papadogeorgakis N., Parara E., Petsinis V., Vourlakou C. (2010). *Um caso de mucormicose rinocerebral tratado com sucesso: implicações dentárias.* Int J Dent;2010:27312
75. Mohamadi A., Mehdizadeh A., Ghasemi-Rad M., Habibpour H., Esmaeli A. (2011). *Mucormicose pulmonar em pacientes com cetoacidose diabética: relato de caso e revisão da literatura.* Urmia, Irão, Modares BLVD, Imam Hospital. http://wwwtubertoraks.org/managete/fu folder/2012
76. Reddy SG, Kumar KK, Sekhar CP, Reddy Rb. (2014) *Mucormicose oral: necessidade de*

diagnóstico precoce. J NTR Univ Health Sci:3:145-7

77. Kumar MA., Radhika B., Gollamudi N., Reddy SP., Yaga US (2015). *Oxigenoterapia hiperbárica - um novo método de tratamento para a fibrose submucosa oral: uma revisão.* J clin diagn Res maio;9(5):ZE01-ZE04
78. Selvamani M., Donoghue M., Bharani S., Madhushankari GS. (2015).*Mucormicose causando osteomielite maxilar.* J Nat Sc Biol Med Aug 3;6:456-9.
79. Choudhary PB, Bhargava D, Chandavarkar VS, Sharma R. (2014). *Mucormicose da maxila.* Indian J Dent Adv;6(1):1503-1506
80. Arrakal G. (2015) *Mucormicose: um relato de caso raro.* Int J Oral Health Sci Aug 3;4:46-8.
81. Abidullah M., Kiran G., Gaddikeri K., Karpe GT., Bhavirisetty D. (2015). *Infecções fúngicas oportunistas incomuns da cavidade oral - Relato de um caso de mucormicose rino-orbital e revisão da literatura.* J Res Adv Dent;4:1s:51-55
82. Manjunatha Bs, Das N., Sutariya RV., Ahmed T. (2012). *Mucormicose do palato duro mascarada por carcinoma.* J Cinic and Practice;2:e28.
83. Manimaran K., Kannan SP., Kannan R. (2011). *Osteomielite da mandíbula superior com envolvimento bilateral - um relato de caso.* JIADS vol-2 Issue 2 abril-junho [57].
84. Khan ZU, Ahmad S., Brazda A., Chandy R. (2009). *Mucor circinelloides como causa de zigomicose maxilofacial invasiva: um agente patogénico dimórfico emergente com suscetibilidade reduzida ao posaconazol.*J, Clin Microbiol. abril vol.47 no.4: 1244-1248
85. Kulkarni PK, Reddy NB, Shrinivas B., Takkalki VV (2015). *Considerações anestésicas no tratamento da mucormicose.* Int J Med Saúde Pública ;5:387-90.
86. Ho HC, Liew OH, Teh SS, Hanizasurana H, Ibrahim M, Shatriah I. (2015) *Mucormicose rino-orbital cerebral unilateral com endoftalmite fúngica endógena contralateral.* Dovepress 25 de março de 2015 volume 2015;9 páginas 553-556.
87. Gowda ME, Mohan MS, Verma K., Roy ID (2013). *Reabilitação de implantes para maxillectomia parcial em pacientes edêntulos.* Contemp Clin Dent;4:393-6
88. Mitchell K, Szekeres C., Milano V., Svenson KB., Nielson-Hamilton M., Kredberg JA.(2009). *a3в1 integrin in epidermis promotes wound angiogenesis and keratonocyte-to-endothelial-cell cross talk through the induction of Mrp3.*J .cell. sci 122(Pt11):1778-1787.
89. Varghese A., Thomas S. (2010). *Síndrome do ápice orbital após mucormicose após extração dentária num paciente imunocompetente.* Journal of Throat, Nose and Ear. abril de 2010. Vol. 89 Edição 4. pE24-E26. 3p
90. Rahman QB, Rahaman MM, Imon AA, Rabby MAI, Chowdhury MAJ (2015). *Gestão da mucormicose maxilar - Um relato de caso do Bangladesh.* Medicine today Volume 27 issue 01 páginas 38-40.
91. Jayachandran S., Suresh Kumar M. (2013). *Mucormicose rino-orbital: avaliação clínica e radiológica para avaliação do prognóstico - série de casos.* Revista Universal de Farmácia, 02(05). setembro-outubro.
92. Rao AS, Menon LN, Indudharan, Laksmi C, Vimoj J. (2008) *Mucormycosis - realmente perigoso para a visão e para a vida.* Kerela journal of Ophthalmology vol.XX No 2.
93. Salisbury III PL, Carloss Jr., R., Cruz JM, Powell BL. R., Cruz JM, Powell BL., Cole R. (1997). *Mucormicose da mandíbula após extracções dentárias num paciente com leucemia mieloide aguda.* Oral surgery, oral medicine, oral pathology, oral radiology and endodontics, volume 83, número 3, março, páginas 340-344.
94. Yip C., Carniol E., Tomovic S., Benson B. *Mucormicose da mandíbula.* Otorrinolaringologia, cirurgia de cabeça e pescoço. Escola de Medicina de Rutgers, Nova Jersey.
95. Van der Westhoijzen Aj., GrotepassFW., Wyna G., Padayachee A. (1989). *Uma úlcera palatina rapidamente fatal: mucormicose rinocerebral.* Chirurgie orale, médecine orale, pathologie orale, volume 68, cahier 1, julho, páginas 32-36.
96. Bonifaz A., Macias B., Paredes-Farrere F., Arias P, Ponce RM., Araiza J. (2008). *Zigomicose palatina: experiência de 21 casos.* Oral disease vol 14, issue 6, Sept, pages 569-574.
97. Bist SS., Varsney S., Bisht M., Gupta N., Bhatla R. (2008). *Úlcera palatina isolada devido a mucormicose.* Indian J. Otolanryngol. Head Neck Surg, Jan-março;60:79- 82
98. Balaji N., Asokan GS., RajeshE., Anand V., Aswini S. (2015). *Mucormicose orbital de rinoceronte apresentando-se como úlcera palatina - relato de dois casos: relato de caso.* Biomedical & Pharmacology Journal vol 8 (spl.edn), 61-67 (Out)
99. Garg R., Gupta VV., Ashok L. (2011). *Mucormicose rinomaxilar: uma úlcera palatina.* Contemp clin dent, abril-junho;2(2):119-123
100. Jain A., Jain R, Banyamcen IM, Shetty T. (2014). *Mucormicose do palato duro: um relato de caso*

raro. Tanta Med J ;42:112-4

101. Timmarasa VB, Devi P, Mehrotra V., Gupta M. *Mucormicose do Palato.*

102. Enoch, DA, Ludlam, HA, Brown, NM (2006). *Infecções fúngicas invasivas: uma visão geral da epidemiologia e das opções de tratamento.* Jornal de Microbiologia Médica;55:809-818

103. Zhang Q. & Gould LJ. (2014). *O oxigênio hiperbárico reduz as metaloproteinases da matriz em feridas isquêmicas por meio de um mecanismo dependente de redox.* Jornal de dermatologia investigativa 134, 237-246

104. Guerreiro FMGFQ. *Aplicação prática da oxigenoterapia hiperbárica.*

105. Guritno SM (2013). *A teoria fundamental e a aplicação do HBOT.* [st]Workshop Internacional e Simpósio sobre Oxigenoterapia Médica Hiperbárica e 1 Congresso da Associação Médica Hiperbárica da Indonésia, 23-24 de novembro: The Empire Palace Surabaya.

106. Wattel F. (2006). *Uma história da medicina hiperbárica.* Daniel Mathieu, editor: Handbook on Hyperbaric Medicine. Dordrecht, Países Baixos. Springer.p 1-11

107. Gupta V., Vijay S., Gupta R., Koul S. (2005). *Oxigenoterapia hiperbárica.* JK. Practitioner;12(1):44-47

108. Yan L., Liang T., Cheng O. (2015). *Oxigenoterapia hiperbárica na China.* Investigação médica sobre gases 5:3

109. Pitkin AD, Davies NJH (2001). *Oxigenoterapia hiperbárica.* British Journal of anaesthesia/CEPD Review/ Volume 1 Número 5

110. Hardy K. (2008). *The Physic of Hyperbaric Oxygen Therapy in Physiology and Medicine of Hyperbaric* Oxygen *Therapy,* First Ed Saunders Elsevier, USA, p. 57 -64

111. Weslau W. (2006). *Física da pressão hiperbárica.* Daniel Mathieu, editor: Manual of hyperbaric medicine. Dordrecht, Países Baixos. Springer.p 15-23

112. Braswell C., Crowe DT. (2012) *Oxigenoterapia hiperbárica.* Vet lear.com. Compêndio de março, educação continuada para veterinários.

113. Mathieu D. e Wattel, F. (2006) *Physiological effect of hyperbaric oxygen on micro-organisms and host defences against infection.* Daniel Mathieu, editor: Handbook on Hyperbaric Medicine. Dordrecht, Países Baixos. Springer.p 103116

114. Mathieu D., Favory R., Cesari JF., Watel F. (2006). *Infecções necrotizantes dos tecidos moles.* Daniel Mathieu, editor: Handbook on Hyperbaric Medicine. Dordrecht, Países Baixos. Springer.p 263-285

115. Mishra Sp., Singh S., Gupta SK. (2013). *Infecções de tecidos moles por necrose: a perspetiva de um cirurgião.* Revista Internacional de Inflamação Volume 2013 (2013). Artigo-ID 609628, 7 páginas.

116. Buchanan PJ, Mast BA, Lottenberg L., Kim T., Efron PA, Ang DN (2013). *Infeção necrosante de tecidos moles devido a Candida albicans: relato de caso e revisão da literatura sobre infecções fúngicas necrosantes de tecidos moles.* Ann Plast Surg. jan;70(6):739 -41.

117. Mathieu D., Linke JC., Wattel F. (2006). *Feridas que não cicatrizam.* Daniel Mathieu, editor: Handbook on Hyperbaric Medicine. Dordrecht, Países Baixos. Springer.p 401-427.

118. Chin-En Chen, Shih ST, Fu TH, Wang JW, Wang C-J (2003). *Oxigenoterapia hiperbárica no tratamento da osteomielite crónica refractária: um relatório preliminar.* Chang Gung Med J;26:1141-21

119. Kemmer A., Stein T., Hieeholzer C. (2006). *Persistent osteomyelitis.* Daniel Mathieu, editor: Handbook on Hyperbaric Medicine. Dordrecht, Países Baixos. Springer.p 429-449

120. Roque F., Simão A. (2006). *Barotrauma.* Daniel Mathieu, editor: Handbook on Hyperbaric Medicine. Dordrecht, Países Baixos. Springer.p 715-719

121. Bitterman, N., Bitterman H. (2006). *Toxicidade do oxigénio.* Daniel Mathieu, editor: Handbook on Hyperbaric Medicine. Dordrecht, Países Baixos. Springer.p 731 -765.

122. Barratt DM, Meter K.V, Asmar P., Nolan T., Trahan C, Covarrubias LG, Metzinger SE (2001). *Oxigénio hiperbárico como tratamento adjuvante da zigomicose: um ensaio aleatório. Estudo controlado num modelo de rato.* Antimicrobianos Quimioterapia . dezembro;45(12):3601-3602.

123. Mengji AK, Yaga US, Golamudi N., Prakash B., Rajashekar E. (2016). *Mucormicose em um defeito cirúrgico mascarado por osteomielite: relato de caso e revisão da literatura.* Jornal Médico Pan-Africano;23:16

124. Price J.C., Stevens C.L. (1980) *Oxigénio hiperbárico no tratamento da mucormicose rinocerebral.* The laryngoscope 90:5 Pt 1 May pg. 737-47

125. Mohamed MS, Motaleb HYA, Mobarak FA (2015). *Gestão da mucormicose rinoorbital.* Saudi Med J julho;36(7):865-868

126. West,BC, Oberle AD, Chung KJ.(1995) *Mucormicose causada por micrósporos de Rhizopus: celulite numa perna de diabético curada por amputação.* Jornal de Microbiologia Clínica,;33:3341-3344
127. Laihad, Fanny Margaretha (2010): *Oxigénio hiperbárico em cirurgia oral.* [st]Manado Dentistry 2010 e 1 AFDOKGI Scientific Meeting "Next Steps to Realistic Practical Approach in Esthetic Dentistry". Swiss-Belhotel Maleosan, Manado - Indonésia.
128. Schipper MAA. (1984). *Uma revisão do género Rhizopuz 1. O grupo Rh. Stolonifer e Rh. Oryzae.* Stud Mycol 25:1-19-- , Stalpers JA, (1984). *Uma revisão do género Rhizopus II. O grupo dos micrósporos de Rh.* Stud Mycol 25:20-34.
129. Battalgia E., Benoit I., Van den Brink J., Wiebanga A., Coutinho PM., Henrissat B., De Vries R. (2011). *Enzima ativa de hidratos de carbono do fungo zigomiceto Rhizopus oryzae: uma abordagem altamente especializada à degradação de hidratos de carbono descrita ao nível do genoma.* BMC Genómica , 12 : 38
130. Ma L-J, Ibrahim AS, Skory C, Grabherr MG, Burger G,dkk.(2009). *A análise genómica do fungo da linhagem básica rhizopus oryzae revela uma duplicação do genoma completo.* PloS Genet 5(7) : e1000549. Doi:10.1371/journal.pgen. 1000549.
131. Abe A, Oda Y, Asano K, Sone T (2007). *Rhizopus delemar é o nome próprio de Rhizopus oryzae, o produtor de ácido fumárico-málico.* Mycologia, 99(5):714-722.
132. MycoBank em inglês (2014). *Nomenclatura e banco de espécies de bases de dados de fungos.* Associação Internacional de Mucologia (IMA). Www.mycobank.org.
133. Cortez J., Gomes BC., Speidel A., Peixoto C., Selicka E., Valente C., Figueiredo P., Vieira A. *Mind the gap: management of an urgent and life-threatening invasive fungal infection - a case report of cerebral and pulmonary rhino-orbital mucormycosis. Medical Mycology Case Reports Volume 2, 2013, páginas* 79-84.
134. Leitner C., Hoffmann J., Zerfowski M., Reitnert S. (2003) *Mucormicose, uma lesão necrotizante dos tecidos moles faciais.* J Oral Maxillofacial Surg, 61, 1354-8
135. Uniprot (2014). *Rhizopus oryzae (agente patogénico da mucormicose) (Rhizopus arrhizus var. delamar).* A4PF01 - A4PF01_RHIOR
136. Ferguson BJ, Mitchell TG, Moon R, Camporesi EM, Farmer J. *Adjunctive Hyperbaric Oxygen for Treatment of Rhinocerebral Mucormycosis.* Clin Infect Dis (1988) 10 (3):551-559.
137. Santoso Moch Istiadjid Eddy (2013) *Etik Penelitian Kesehatan.* Komisi Nasional Etik Penelitian Kesehatan(KNEPK).Cetakan ke-dua. Malang: UB Press hal. 281 -291.

Conteúdo

Capítulo 1	1
Capítulo 2	10
Capítulo 3	13
Capítulo 4	24
Capítulo 5	37
Capítulo 6	41
Capítulo 7	46
Capítulo 8	50
Capítulo 9	55
Referências	57

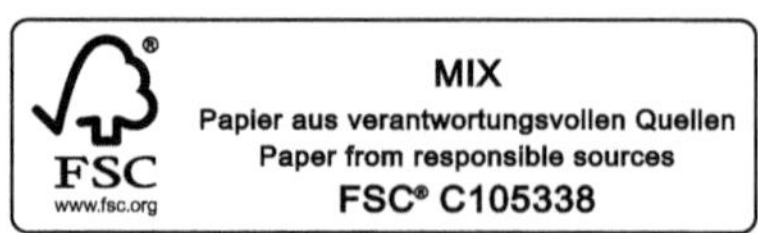

Printed by Books on Demand GmbH, Norderstedt / Germany